Organic Germana

有機ゲルマ・アンチエイジング

Anti-Aging

医療ライター
田中 匡　Tanaka Masaru

幻冬舎 MC

有機ゲルマ・アンチエイジング

はじめに

「いつまでも健康で綺麗な女性でありたい」

世の女性にとって、これは永遠のテーマです。

私は医療ライターとしてこれまで数多くの健康や医学をテーマとした書籍の執筆や取材を行ってきました。なかでも女性の美容や健康（本来は同じ意味です）に関する話題は、日進月歩で尽きることがありません。今回私がこのテーマで執筆するのにもあるきっかけがありました。

昨今「アンチエイジング」という、一昔前にはなかった言葉が今や当たり前のように使われるようになりました。それだけ人々の、とりわけ女性の美意識が高まってきたことの顕れですが、逆にいえば加齢による衰えを実感する人が増えたということでもあります。特に40歳代から、女性は身体の外面よりも内面で変化が起こってきます。社会が高齢化し、心身の衰えを感じる人が相対的に増えてきているようです。

女性が衰えを実感する理由はさまざまありますが、その一つとして近年「酸素不足」が問題視されています。酸素不足といっても、呼吸ができなくなるという意味ではないのです。

人の細胞の構成要素は、水分とタンパク質、核酸、脂質、糖質の5種類に分けられます。これらの成分はどれもが人にとって重要な要素ですが、なかでも全体の約70％の割合がある水分、その大半を占める血液に含まれている酸素は健康を維持するのにとても重要なのです。昨今の自然環境の汚染に加え、生活様式や労働環境の変化で受けるストレスなどから、体内の酸素が減ったり、また取り込みにくくなるなど、女性は以前よりも酸素不足に陥りやすくなったと言われています。

「疲れやすくなった」「化粧品を使用しても効果を実感しにくくなった」そう感じたことはありませんか？　こうしたよくある悩みから、果ては重大な病気や不調の陰にはこの「酸素不足」が原因として隠れていることが多くあります。

そんな悩みの解消方法として、現代は運動や食事療法、サプリメントなど数多くあります。しかし「ジムやクリニックに継続的に通わなければならない」「好きな食べ物、飲み物も我慢しなければならない」など、逆に精神的にも経済的にも負担になってしまうことも少なくないようです。

そんなとある機会に、知り合いの医療ライターから、アンチエイジングの新たな方法として「有機ゲルマニウム」が注目され始めていることを聞いたのです。もしかしたら耳馴染みのある方もいるかもしれません。中には「ゲルマニウムって、あの金属の？」と不思議に思う方もいるでしょう。後述しますが、私も最初は金属かと思いました。

本書で取り上げる「有機ゲルマニウム」とは、私たちの身体のなかにも存在する物質です。1967年（昭和42年）に初めて合成方法が確立されてから、ゲルマニウム有機化合物は生体への多彩な健康効果があることが徐々にわかってきました。多くの研究者たちによって今もなお研究が続けられています。

昨今、テレビや雑誌などのマスコミが、年齢を重ねた女性たちの「肌にハリがなくなった?」「体型が変わってお気に入りの服が入らない……」といった悩める姿を追い、その実状を取り上げているのをよく目にします。その内容は主に表面的で警鐘と小手先のアドバイスに終始していることが多いように思います。多くの女性は身体の内部にまで配慮した適切なアドバイスとケアを必要としているはずですが、実際にマスコミが発信する耳障りの良い言葉は、悩みの根本的な解決には、ほど遠いと断言します。

外見や内面だけではなく、仕事や日常生活、そして日々ストレスに直面する40歳代からの女性こそ、自分の実態を科学的視点から捉えることが重要です。そして50代、さらに60代といった「未来」を見据えた具体的な、そして明確な医学的根拠に基づいたアンチエイジングの方法を知る必要があります。

本書では、科学的・医学的視点から、業界で着目され始めているこの「有機ゲルマニウム」がどのように身体に影響を与えるのか、そしていかに女性にとってふさわしいものなのかを医療ライターとして噛み砕いて記していきます。

また、なぜ「有機ゲルマニウム」が優れた成分であるにも関わらずこれまで広まってこなかったのか、その理由についても取材を通して得たことに基づいて述べていきます。

私は、「加齢は『老化』ではなく『進化』である」と、本書を通して伝えたい。そして一人でも多くの読者の方に自信を持って輝く人生の後半を過ごしていただく、その一助になれば幸いです。しばしお付き合いください。

目次

第2章 「錆び」と「焦げ」が大敵⁉

第3章　老けない体づくりの強い味方「有機ゲルマニウム」

第4章 「有機ゲルマニウム」を知って老いない、錆びない生活を送る

第5章　いつまでも健康で美しくあるために

第1章

美容と健康のターニングポイント

1

40代の女性は心身の不調が起きやすくなる

40代の過ごし方が、その先の人生に影響する

鏡に向かうと「今日の私、疲れが顔に出ているみたい⁉ しかも、目の下のクマが気になるし……」と感じたり、「お化粧のノリがいまいち悪くて、肌が乾燥気味？」と悩んでしまう。また、髪に白いものが混じっているのを発見したり、肌荒れ、シミ、シワ、たるみなども気になり始めます。

それに、「洋服も昔のように、それなりに着こなせなくなった」などと思ってしまう方も多いのではないでしょうか。加えて、働いている女性だったら「ハイヒールで一日仕事をするとフラフラになってしまう」といった疲労感を覚えるようになり、主婦の方でも外出するときは「ハイヒールを履くのは疲れそう」と躊躇してしまうこともあるかと思います。

多少の個人差はあっても、このように40歳代の女性は美容や健康に関する何らかの悩みを持ち始めるようになり、ふとしたときに「私、もう若くないのかしら……」と、寂しさを感じ始めるようです。それが積み重なると、不安が心のなかを埋めつくし、暗澹たる気分に落ち込み、今まで楽しかったオシャレも楽しめなくなり、逆に億劫になってくるという女性が多くいます。

40代は加齢による肌の衰えや、体力の減退などを感じ始め、「老い」という言葉が頭によぎり始める年齢でもあります。その意味でもこの年代は女性にとって、美容と健康の大きなターニングポイントなのです。

一般的に女性が40代に入ると、体の不調を感じることが多くなります。仕事を持っている女性は職場で責任ある地位に就いたり、家庭で主婦としてがんばっている女性も、30代のころに比べてストレスや疲労は格段に大きくなります。

そのため、「以前に比べて疲れが抜けにくくなった」とか、「体がついてこなくなった」「寝つきが悪くなった」など、さまざまな違和感や不快感を訴えるようになります。

これらは症状の一部で、この他にもさまざまな症状を引き起こします。ほとんど気にならない程度の人もいれば、日常生活に支障をきたしてしまう人など人それぞれです。

肉体的な不調だけでなく、精神的にも不安定になりがちです。40代後半ぐらいからこうした症状が現れて、「もしかしたら更年期かも」と実感する人が多いようです。

一般的に、更年期とは閉経をはさんだ前後5年、約10年間の時期を指します。日本女性の平均閉経年齢は50歳なので、45～55歳くらいの時期が更年期にあたるといっていいでしょう。最近では30代後半から40代前半で閉経まではまだ時間はあるが、閉経に向けて心身の変化が生じ始めるこの時期は「プレ更年期」と言われるようになりました。ちなみに50代半ば過ぎは「ポスト更年期」と呼ばれ、不安定さから脱却していきますが、ここから先はより老いに対する対策が必要な時期に入ります。

40代をどう過ごすかが、その先の人生に大きく影響するといえます。「もう40代」と思うのか、「まだ40代。人生これから」と思うのか、意識の持ち方次第で、その後の人生は大きく変わります。

老化はなぜ起こる？　老化のメカニズム

「年はとりたくない」

これは誰もが思うことでしょう。しかし人として生まれてきた以上、こればかりはいうまでもなく誰一人として避けることはできません。

でも！　でも、老いを遅らせるというか、「老けにくい体は作ることができる」はず。しかも誰でも簡単に、です。その方法を知るためには「そもそも老いとは何か？」を、そして私たちの身体はどのようなプロセスを経て老いていくのか、「老いのメカニズム（仕組み）」を知っておく必要があります。

そもそも「老いってなんだろう」なんて、30代前半ぐらいまでは考えたこともないかもしれませんね。ところが、白髪がポツポツ出てくる40代ともなれば、いやでも意識し始めるのではないでしょうか。

「あら、いやだ。染めなくちゃ！」と、白髪染めを買いにドラッグストアに駆け込んだ人もいるはずです。ちなみに白髪が出始める年齢は個人差も大きいのですが、女性は35歳くらいだそうです。

白髪が気になる頃になると、皮膚のうるおいやハリが失われて、たるみやシミ、小ジワなどの原因にもなります。当然、見た目も変わってきます。

街を歩いていて、ふとショーウインドーに映った自分の姿を見て、「え、こんなのわたしじゃない。認めたくない。お風呂上りに鏡の中のすっぴんの自分を見て「わたし、歳とったなぁ……（ハァ）」と、つい溜め息が出てしまう。

40歳の坂を越えた女性なら、大なり小なり味わうことになる憂鬱な気分と寂しさ、悲しさは当人でないとわからないですよね。

これらはあくまで目に見える外見上の変化ですが、目に見えない体の中でもそんなこんなで〝老い〟は着々と進んでいます。そしてその体の中の老いが、外見の老いをもたらしているのです。

どんな時代に、どんな境遇に生まれようと、老化を避けることはできません。これは命あるものの宿命です。

老化の原因は「細胞がダメージを受けるから」です。しかし現在の科学では、何をどうやったら細胞がダメージを受けずに済むのか、また老化を遅らせたり、老化による病気にかからないようにできるのかは、まだよくわかっておらず、多くの学者が研究中です。

細胞がダメージを受ける主な原因

①活性酸素が増える

加齢とともに体内の抗酸化作用、つまり酸化を防ぐ力が減退します。すると「活性酸素」が増えて酸化が進みます。酸化とは、要するに「錆び」のこと。鉄などの金属類だけでなく、体も錆びるのです。この錆びが細胞を傷つけ、シミやシワを作るわけです。

②血液の流れが悪くなり、各細胞が酸素不足になる

女性は一般的に40代を迎える頃から、心身の不調に見舞われることが多くなる

ようです。「冷え性」は、その代表といえるのではないでしょうか。

冷え性は「血液の流れが悪い」ために起こります。加齢とともに筋肉量が減り、血液が毛細血管まで行き渡りにくくなり、十分な酸素が体のすみずみまで届けられません。細胞に酸素が届きにくくなると代謝が落ちるためエネルギーを作る量が少なくなります。その結果、体温も上がらなくなるというわけです。冷え性の人が「指先や足先が冷える」と訴えるのは、これが原因です。

また、ストレスを受けると呼吸が浅くなり、酸素が不足してきます。すると頭痛や鬱を発症したり、ひどいときは自律神経失調になったりします。その他、貧血や不摂生な生活などによっても酸素不足は起こります

③細胞分裂するときに遺伝子のコピーミスが起きる

年齢を重ねるに伴い遺伝子（DNA）のコピー回数が増え、それゆえに遺伝子のコピーに失敗する回数が増えることがあります。遺伝子のコピーミスによって生まれた細胞は正しい細胞ではないので、体内の免疫システムが不完全な細胞を退治してくれます。それでもやっつけきれなかった不完全な細胞は、ほかの細胞

の活動を邪魔したり、免疫力の異常な亢進の原因になったり、逆に免疫力が低下することがあります。

※「不完全な細胞」という呼び方は正式名称ではありません。あくまでここで分かりやすく説明するために名づけました。

私たちの身体は、約37兆個もの細胞が集まってできていると言われます。そのもととなるのは、たった1個の細胞です。それが増殖し、分化したものが私たちの身体なのです。この細胞が栄養素や酸素を吸収することによって私たちは生命活動を行っています。そして、その活動はそれぞれの細胞の内部にある核に埋め込まれたDNAに刻み込まれた遺伝子情報の継続的な働きによって成り立っているのです。

若いときにはDNAに遺伝子情報が正確に転写できていたものが、加齢とともにDNAが損傷するなどし、もとの細胞と同じものが作成できなくなるのです。つまり老化のメカニズムは、加齢による細胞の変化（劣化）といえます。細胞の変化は、そのまま私たちの体の代謝機能や、ホルモン、内分泌に関係する生理機能にも影響をもたらします。

この細胞の老化現象が、肌荒れ、シミ、シワ、たるみなどを引き起こす原因になっているのです。

また、女性の方は特にですが、40代に入ってくると「更年期」を意識せざるを得なくなります。この期間の日常の過ごし方は大変重要になってきます。

なぜなら、細胞が老化するとともに卵胞数が減少し、女性ホルモンの分泌量も減少する時期だからです。これは自律神経失調や、運動機能（筋力）の低下、皮膚の乾燥感などさまざまな更年期障害症状につながると言われています。

現代はこの老化のメカニズムを少しでも遅らせる美容と健康、アンチエイジングの情報が市場に溢れています。そのなかで注目されているのが、本書で取り上げる「有機ゲルマニウム」です。

女性特有の体の不調「不定愁訴」に注意！

プレ更年期から更年期の女性の体の不調は多様で複雑なため、病院や診療所などで診察や検査を受けても、はっきりした原因が見つからないことが多いです。明らかに、心身に違和感や不快感があるにもかかわらず、原因がはっきりしない症状を「不定愁訴《ふていしゅうそ》」と呼んで、医学界では注意を促すとともに適切な対応をするようになってきました。

また、女性特有の体の不調やその原因についても注目されるようになり、現在、「女性外来科」という女性専門の医療機関が日本全国に400余り設置されています。その数は、今後さらに増える傾向にあります。

女性外来科のなかには女医さんが常勤し、夜間診療を行うだけでなく、婦人科を中心に、内科、外科、精神科、皮膚科、形成外科などの各科のネットワーク化をはかり、診察、カウンセリング、治療を行うシステムを整えている医療機関も増えてきました。

〈不定愁訴の原因と考えられるもの〉

「不定愁訴の原因はコレだ！」と特定できるものはわかっていませんが、次のようなものが一因となっていると考えられています。

- 交感神経と副交感神経の異常から起こる自律神経機能の乱れ
- 日常生活や仕事などでの精神的なストレスや、暑さや寒さなどの身体的なストレス
- 体内で異物を認識し、排除する役割を持つ免疫系機能や自己免疫疾患の異常
- 自然環境や社会環境の変化に対応しきれない場合
- 身体的原因や精神的原因による疲労感
- 食事の偏り、栄養欠損、胃酸不足等による吸収障害
- うつ病や、女性に多い乳がんなどの初期症状など

不定愁訴は女性の代名詞？

このように不定愁訴の原因と考えられるものはたくさんあります。特に40代以

降の女性は、さまざまな症状を抱え込むことが多くなりがちなため、不定愁訴が女性の代名詞となっているほどです。

中でも自律神経やホルモンバランスの乱れによる不調は、一般的に女性に起こりやすいものとされています。一般的な検査では自律神経やホルモンの異常を捉えることが難しいこともありますが、複数の病気によって起こることが多いので、病気の絞り込みが難しく、医療機関等で一括りに「不定愁訴」として処理されてしまうようです。女性に不定愁訴が多い理由には、こうした背景もあるのです。

不定愁訴のさまざまな症状

不定愁訴は大きく分けて「精神的愁訴」と「体的愁訴」があり、次のような要素が挙げられます。これらの要素は心身に不調を感じる典型的なもので、症状として現れることも多いのです。

〈精神的愁訴の症状〉

①不安

心配に思ったり、恐怖を感じたり、恐怖とも期待ともつかない、漠然として気味が悪い心的状態や、よくないことが起こるのではないかという感覚をいいます。これらの精神状態は精神的な不調のみならず、体の不調も起こします。

②イライラ

イライラは、精神の疲労が積み重なることで思い通りの行動を取ることが難しいときや、精神への荷重負担につながるときなどに起りやすいものです。精神だけでなく、体の疲労でも起ります。特に更年期や、更年期に近い年齢に生じることが多いようですが、その発生や収束の原因は人によって異なります。

〈体的愁訴の症状〉

①だるさや倦怠感

「だるさや倦怠感」の初期症状は次の三つがあります。

・肉体疲労
・精神疲労
・栄養不足

②痛み・コリ・しびれ・かゆみ

「痛み」とは、いろいろ病や傷などにともなって起きる肉体的な苦痛のことをいいます。体のさまざまな部位で起きます。

「コリ」とは、筋肉が張ってかたくなることをいいます。

「しびれ」とは、血管内の血流が滞ることによって、中枢神経や末梢神経に障害が発生し、電撃的な異常な感覚が続く現象をいいます。麻痺するともいいます。

「かゆみ」とは、主として皮膚や粘膜の痛点の弱い刺激によって生じる感覚や、むずむずとした不快な感覚をいいます。

③めまい

「めまい」とは、目がかすみ、頭がくらくらする感覚の総称をいいます。漢字で

「眩暈《めまい》」と書きますが、「眩《げん》」は「眩《まぶ》しい」という意味で、目がかすみ目の前が暗くなること。「暈《かさ》」はぐるぐる物が回って見えたり、物が揺れ動いて見えたりする意味を表す語です。

④動悸

「動悸」とは、心臓の拍動が自分で感じられる状態をいいます。動作時や貧血時にみられますが、基本的には医師や患者以外の人が客観的に捉えられる他覚症状ではなく、自身が症状を感覚する自覚症状です。「心臓がドキドキする」などと表現されたりしますが、必ずしも心拍数が上昇しているわけではなく、むしろ不整脈の一種の徐脈《じょみゃく》の時に生じることも少なくありません。

⑤便秘・下痢

「便秘」とは、便の排泄が困難になっている状態をいいます。原因は消化管の狭窄や閉塞による便の通過障害で、臨床的には異常を認めない慢性型機能性便秘など多岐にわたります。また、「下痢」とは、健康時の便と比較して非常に緩いゲル（粥）状、もしくは液体状の便が出る状態です。主に消化機能の異常によって、人間を含む動物が患う症状であり、その際の便は軟便などになります。

⑥不眠

「不眠」とは、必要に応じて入眠や眠り続けることができない睡眠障害をいいます。それが持続し、臨床的に著しい苦痛、または社会的、職業的、あるいは他の重要な領域における機能の障害を引き起こしている場合には精神障害となります。

2 若さを奪う女性ホルモンの減少

女性ホルモンの減少はさまざまな不調を引き起こす

40代女性の不調の原因は一つではなく、いろいろあると考えられますが、女性ホルモンが大きく影響していることは疑う余地がありません。

なぜなら、女性ホルモンは、脳や血管、骨などを強く保ち、皮膚や粘膜にうるおいを与える働きをしているので、これが減少すると体内のバランスが壊れるからです。その結果、心身にさまざまな不調が現れるようになります。月経不順、手足の冷え、むくみ、貧血、顔のほてり、のぼせ、不眠、動悸、めまい、倦怠感、肩こり、腰痛、関節痛、手足のこわばりといった症状などがそれです。

ただ、その症状は個人差が大きく、ひどい人もいれば、ほとんど出ない人もいます。また、同じ人でも時期によって症状の出方に違いがある人もいて、不調の原因がわからないまま悩んだり、「そのうち良くなる

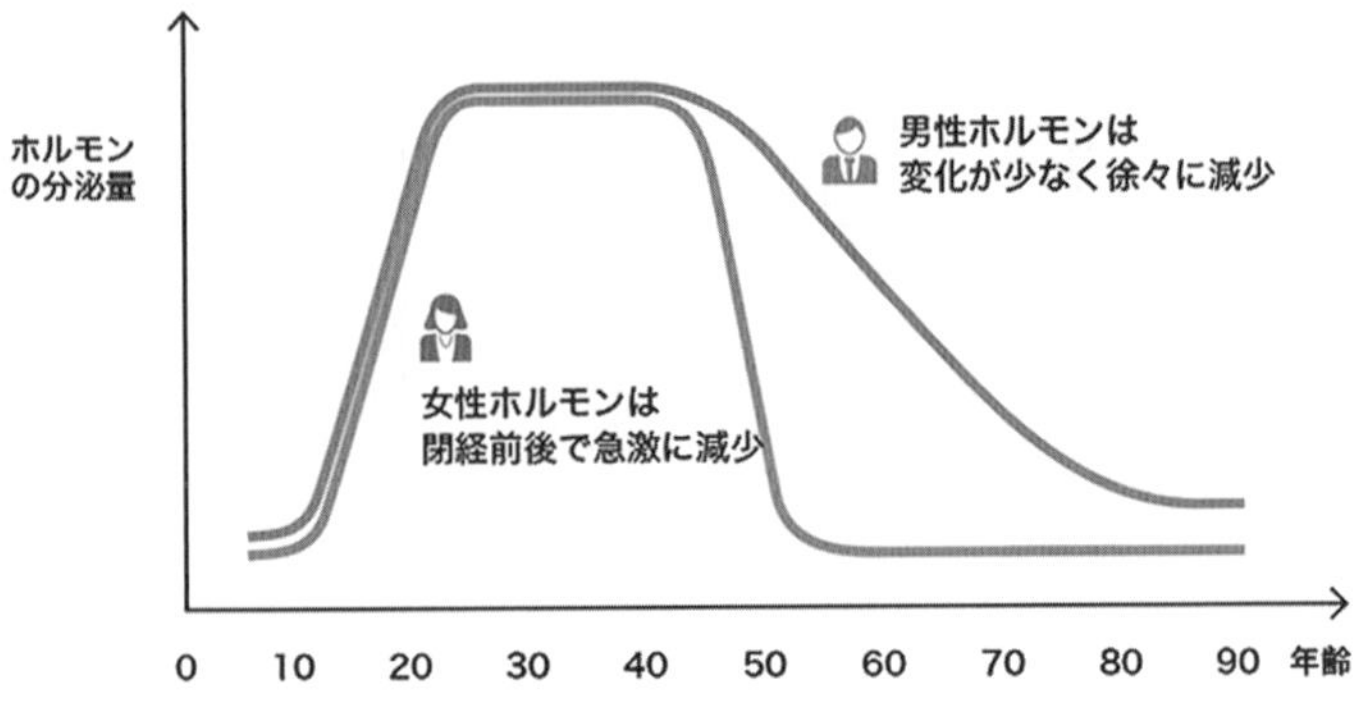

女性ホルモンと男性ホルモンの比較表　参考文献を基に作成

から」と我慢している人もいますが、辛いときは我慢しないで、早めに婦人科などに相談するようにしましょう。今は症状を抑え日常生活を支障なく送れる薬剤や、サプリの開発も進んでいます。

女性の体は卵巣から分泌される「エストロゲン」と「プロゲステロン」という二つの女性ホルモンによって守られています。しかし、このグラフでもおわかりのように、20～30代は前半では十分な量が分泌されるのですが、40歳頃を境に急激に減り始め、40代半ばになると20～30代の半分にまで落ち込み、50歳前後で閉経するとほぼゼロになります。

ダイエットをしても効果が出にくい

体型の変化が起こるのもこの40代頃からです。女性ホルモンが減少したり、筋肉量が減ることに伴い、基礎代謝量も減ってくるために、お腹のまわりやお尻に脂肪がつきやすくなり、内臓脂肪もたまりやすくなります。筋肉は、私たちの体を支えると同時に、体温を作り出す働きを担っており、基礎代謝の中でも一番多くエネルギーを必要とします。筋肉量が減ると代謝が落ちるだけでなく、体温が維持できなくなるため、体の熱を逃がさないように筋肉が減った分を脂肪で埋めようとします。これが過剰に進むと「肥満」になります。

お気に入りの服がきつくなって、「あら大変。ダイエットしなくちゃ」と始めても基礎代謝量が落ちて痩せにくく太りやすくなっているので、ダイエットをしても効果が出にくいのです。

ふだんの生活でできるだけエレベーターを使わないとか、時間を見つけて軽い運動をするなどして筋力アップを心がけるようにしましょう。筋力がつけば代謝が上がるのでダイエット効果も出てきます。

またダイエットと直接かかわってくる食事面においては、体に悪い粗悪な油脂(マーガリン、ショートニング、植物性油脂などのトランス脂肪酸)、砂糖や人工甘味料、食品添加物などをできる限り避けることが必要です。

日本ではトランス脂肪酸などの粗悪な油脂は加工食品に大量に使われています

が、日本の食品パッケージにはトランス脂肪酸の表示義務はありません。さらに植物性油脂と書かれているものの多くは、トランス脂肪酸です。トランス脂肪酸＝マーガリンやショートニングではなく、サラダ油やドレッシングや加工食品などさまざまなものにも入っています。

トランス脂肪酸は、心筋梗塞や脳卒中など循環器系疾患のリスクを高める成分として広く知られています。WHOによると、世界中で年間50万人がトランス脂肪酸による心臓と血管の病気で亡くなっているということで、先進国では使用禁止の国も多いのです。

他にも気を付けるべきものは、砂糖は勿論のこと、ブドウ糖果糖液糖、果糖ブドウ糖液糖などの異性化液糖や、異性化糖です。これらの糖類はほとんどが遺伝子組み換え作物から作られていますから注意が必要です。

またダイエットをする際は、良質なたんぱく質を摂るようにすることも大切なことです。豆腐や納豆などの大豆製品や、安全な畜産法により育てられた肉、安全な卵、魚などの良質タンパク質を積極的に摂ることで、空腹を感じにくくなります。ただしいずれも遺伝子組み換え食品や、飼育された環境、使用している飼料などにも目を向けることが大切です。

大変残念なことに現在の日本は、食品毒のような加工食品が日常にあふれていますから、できる限り不自然な食品を排除していくことが、健康、ダイエット、美容、アンチエイジングに大切なことです。

「冷え」は万病のもと

「冷え」にも気をつけなければいけません。

人間の平均体温は36・5度ですが、体温が1度下がると免疫を司る白血球の働きが30％以上も低下し、エネルギー代謝も12％くらい低下します。エネルギー代謝とは、食物から摂った栄養を酵素などの働きで運動や体温維持のための力に変えることをいいますが、この力が低下すると免疫力も低下します。

免疫力が低下すると、風邪などのさまざまな感染症にかかりやすくなりますし、花粉症などのアレルギーの症状も出やすくなります。老廃物の排出もうまくいかなくなり、体重増やさまざまな病気の原因にもなります。また、ガン細胞は35度以下で活性化すると言われています。

最近は低体温の人が増えてきていて、暖かい季節になっても手先や足先の冷えを訴える人がいます。冷え性について、20代から40代の女性を対象とした調査によると8割以上の人が体の冷えを感じることがあると答えています。低体温や隠れ冷え性は自覚症状がなく、気がつきにくいのですが、放っておくと、くすみ、シミ、たるみ、セルライト、むくみ、クマといった肌のトラブルだけでなく、ガンや鬱などの思わぬ病気につながることもあるので注意が必要です。

3 体の不調の大きな原因は体内の酸素不足

酸素不足の原因は2種類ある

酸素不足が体の不調や病気を引き起こす大きな原因であることが医学的にも解明され始めています。その理由について、みていきます。

酸素不足はどうして起きるのでしょうか。その原因として次の二つが挙げられます。

①鉄分不足

女性に多い「貧血」は血液中の鉄分不足で起こります。鉄分が不足すると赤血球の生産量が減り、ヘモグロビンも減って酸素をうまく運べなくなるため、心臓や肺が少しでも酸素を運ぼうとするので動悸や息切れなどの貧血の症状が出ます。

これを解決するには、しっかりとした栄養を補給することが必須です。女性には、生理、更年期の生理不順など、貧血になりやすい条件が揃っています。またさらに、無理なダイエットで、鉄分と同様にヘモグロビンの材料となるタンパク質が不足したり、偏った食生活で栄養バランスが崩れることも多いので、鉄不足から酸素不足になりがちです。快調な生活を送るためにも、ダイエットを成功させるためにも、必要な栄養はしっかり補給しなければなりません。鉄分を多く含むレバーや、ほうれん草などはもちろん、鉄の吸収をアップさせるビタミンCや、良質なタンパク質も意識して食事に取り入れることが必要です。

②血行障害

また、女性に多い「冷え症」も酸素不足と関係しています。

血液が毛細血管をうまく流れないと、酸素が細胞へ充分に行き渡らなくなり、筋肉などの代謝がスムーズに行われなくなります。冷え症は筋肉などの代謝機能がうまく働かないときに起こります。

食事に気を使っていても、筋肉量の少ない女性は熱を作る力が弱いのです。また脂肪が多く、脂肪は一度冷えると温まりにくい性質を持っているため、冷えの原因となります。

さらに子宮や卵巣など血流の妨げとなる臓器が腹部にあるため、腹部の血流が悪くなります。また月経時に血液が減るため、熱を伝える血液が体の末端まで届きません。その上、スタイルを気にして、薄着やキツイ下着などの着用をしていては血行障害がさらに加速します。

そんな女性に多い血行障害には、これから説明する有機ゲルマニウムが良い効果をもたらします。

酸素は赤血球中のヘモグロビンによって体中に運ばれる

呼吸で取り入れられた酸素は、血液にある「赤血球中のヘモグロビン」によって全身に運ばれます。

赤血球は赤い色をした、中央部分が凹んだ円盤状の細胞で、その中にはヘモグロビンという鉄を含んだタンパク質がぎっしり詰まっています。赤血球1個の中に詰まったヘモグロビンは2億5000万個。赤血球の95%がヘモグロビンです。そのヘモグロビンが酸素と結合して酸素を全身へ運びます。

赤血球の形は単純な球形ではなく、扁平な円盤状になっているのは、そのほうが表面積を大きくすることができ、酸素を運び、各細胞に受け渡すのに都合が良いからだと考えられています。赤血球は毛細血管を通過するときには、自らの形を細長く変形させて毛細血管に入り、体の末端にまで流れていきます。赤血球自らは酸素を消費することなく、酸素の運搬役に徹している、これが赤血球です。

後ほど説明しますが、有機ゲルマニウムはこの赤血球を毛細血管に入りやすく、通過しやすくする作用があります。ですから有機ゲルマニウムは女性に多い血流障害や、酸素不足により起こる不調に特に効果が表れやすいのだといえます。

4 有機ゲルマニウムには血流を良くする働きがある

血流改善作用がある有機ゲルマニウム

健康であるためには血液が安定して流れることが大切なのです。

ここで、先に挙げた有機ゲルマニウムに、血流をよくする働きがあることを示した実験結果がありますので、紹介しましょう。

有機ゲルマニウム (Ge-132) 摂取による血液流動性の改善効果

	Aさん	Bさん	Cさん	Dさん
摂取前	58.67	47.22	65.09	51.93
Ge-132 摂取１週間後	51.33	48.93	45.59	43.04
Ge-132 摂取２週間後	－	43.84	－	－
Ge-132 摂取３週間後	51.87	－	－	－

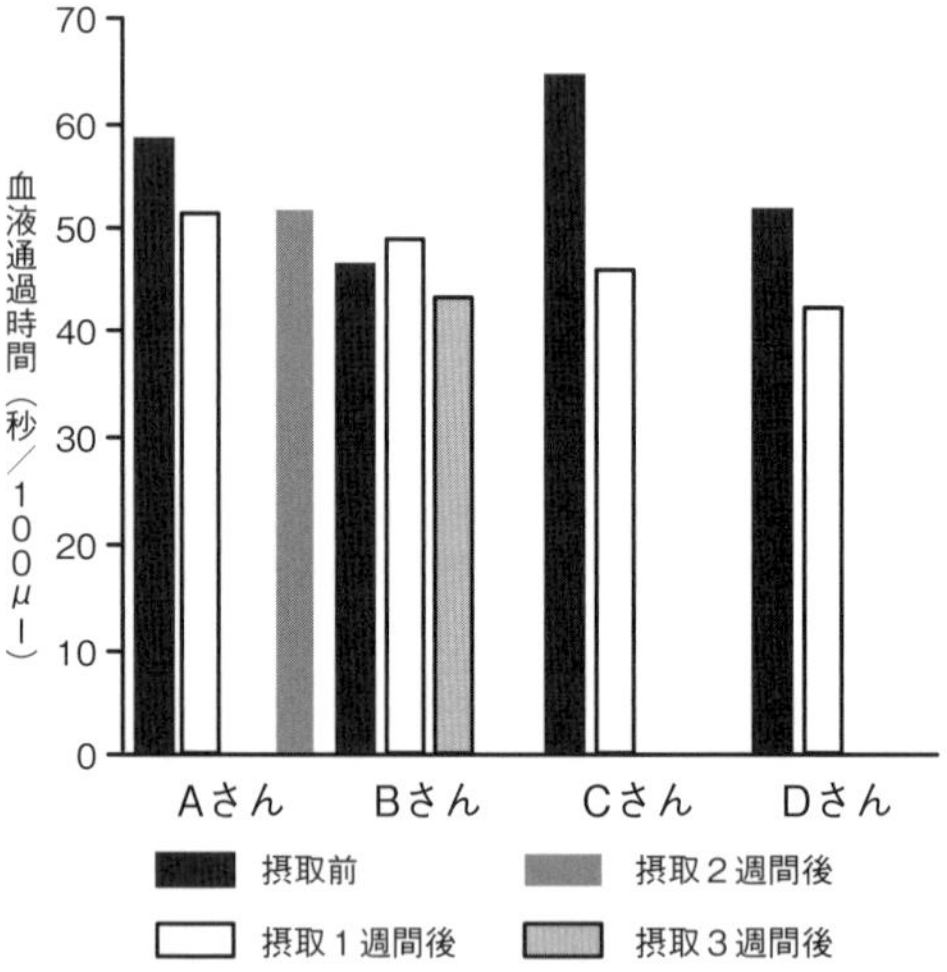

図１　有機ゲルマニウム摂取による血液の流動性変化
参考文献を基に作成

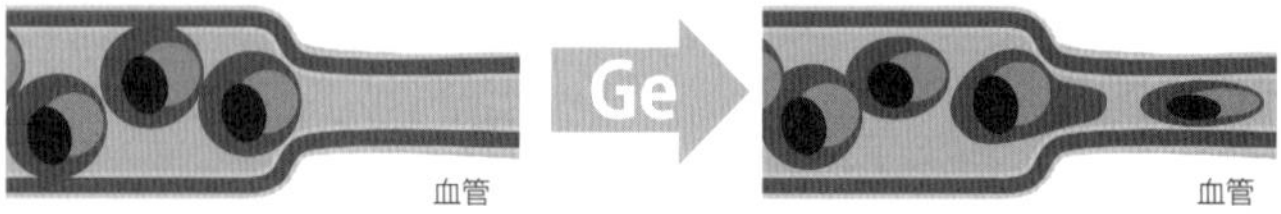

図２　赤血球の変形の態様

図1をご覧ください。

有機ゲルマニウムを摂取すると、日を追うごとに血液の通過時間が短縮されていることがわかります。血液の流れが10～30％も改善されています。

これは赤血球のやわらかさが増し、変形能力が向上し（図2）、血液がより多く流れていることを意味します（図1）。

血管の末梢にある毛細血管に血液が充分に送り込まれると、「冷え性」が改善されることになります。また、脳出血や脳梗塞、大動脈瘤、腎硬化症、心筋梗塞といった、血流不全によるさまざまな病気の予防にもなります。

第2章

「錆び」と「焦げ」が大敵⁉

1

女性にとって、脅威となる「錆び」

40歳代になったら要注意！

私たちは呼吸によって大量の酸素を体内に取り入れていますが、そのうちの約2％が活性酸素になるといわれています。

活性酸素は殺菌力が強く、体内では細菌やウイルスを撃退する役目をしています。ところが活性酸素が増えすぎると、正常な細胞や遺伝子をも攻撃（酸化）してしまうのです。

酸化は全身の細胞にダメージを与えるため、シミ・シワ・たるみ・くすみなど肌の老化を促すのはもちろん、免疫力の低下、がん、心血管疾患ならびに生活習慣病などなどさまざまな疾患をもたらす要因となります。

活性酸素が関与する主な疾患

動脈硬化、心筋梗塞、脳梗塞、がん、糖尿病、胃潰瘍、肺炎、脳血管性痴呆症、アルツハイマー型痴呆症、アトピー性皮膚炎、関節リウマチ、白内障、など。

通常私たちの体内には活性酸素を除去するシステムがそなわっていますが、その働きが低下し、活性酸素が過剰になることがあります。これを酸化ストレスといいます。酸化ストレスを引き起こす原因には、紫外線、放射線、大気汚染、たばこ、薬剤、酸化された物質の摂取、ストレス、食べ過ぎ、電磁波（パソコン電子レンジ 電気毛布など）などがあります。

人間は年齢を重ねるとともに、活性酸素に抵抗する力が低下していく傾向にあり、特に現代では、紫外線の影響やストレスを受けやすい生活環境、運動不足などといった生活習慣の悪化も重なり、40歳以降の人の体内では活性酸素が増えやすくなっているといわれます。

ここまでは聞いたことがある話かもしれません。本書では酸化だけではない、女性の体にとってさらに脅威となる現象についてもみていきます。

2

酸化だけじゃない。油断できない「焦げ」の正体

酸化よりも怖い？　お肌トラブルの原因にもなる「糖化」ってなに？

さらに老化に追い打ちをかけるのは、「糖化」の害です。

酸化を「錆び」のことだとすると、糖化は「焦げ」のこと。食べ物でいうと、ホットケーキが焼けてくるとほんのり甘い匂いがしたりしますが、この「焦げる」という現象が糖化です。これを「メイラード反応」とも呼びます。ホットケーキの原料は、小麦粉、卵、牛乳、砂糖ですが、この中の「タンパク質」が、加熱によって「糖」と結びつき「糖化」が起こります。そしてこの「糖化」は食べ物だけでなく、「糖」「タンパク質」「加熱」の条件が揃うと生じます。人の体はタンパク質も豊富にあり、食事から摂取する糖をエネルギーとして利用してい

ます。さらに私たちの体温は、約36~37℃ですから、「タンパク質」「糖」「加熱」の3条件が揃っています。

放っておくと命にも関わる？　こんなに怖い「糖化」

この糖化という「焦げ」は、「AGEs《エージーイー》（糖化最終生成物）」という老化成分を生成します。このAGEsは一度発生してしまうと体外に排出されず、また分解もされない物質なのです。だから最終生成物と呼ばれるのです。そんな物質であるAGEsがコラーゲンを壊すことで肌の弾力を悪くしてシワやシミの原因になります。また、髪のたんぱく質が糖化してしまうと、いわゆるハリやコシがなくなってしまうのです。

しかもこういった美容面に害を及ぼすだけではありません。血管に溜まれば動脈硬化の原因にもなります。そのほか、以下のような命に関わる重大な症状を引き起こしかねません。

- 骨に蓄積→骨粗しょう症

・眼に蓄積→白内障
・腎臓に蓄積→糖尿病
・脳に蓄積→アルツハイマー
これらのように、難治性疾患（治りにくい病気や症状）の原因にもなるとも考えられています。

何が原因？　糖化を知って予防しよう

糖化を引き起こす主な成分としては、まずはブドウ糖が挙げられます。炭水化物や砂糖を摂り過ぎてしまうと体内に蓄積され、余ってしまいます。そして糖化を引き起こすといわれているのです。

体内の糖化を防ぐには、食事の見直しが何よりも大事です。普段の食事では、血糖値を急激に上げない食材を選ぶことです。

『GI（グリセミック・インデックス）値』という言葉を耳にしたことがある人もいるのではないでしょうか。詳細な説明は省きますが、このGI値は血糖値の

	低GI（55以下）	中GI（56～69）	高GI（70以上）
穀類	そば スパゲッティ 押し麦 春雨全粒粉パン	玄米 おかゆ コーンフレーク 中華麺	精白米 ライ麦パン 餅　煎餅　粥 赤飯　バターライス
果物	りんご　イチゴ メロン グレープフルーツ みかん　柿	パイナップル バナナ　柿　ぶどう キウイフルーツ マンゴー	果物ジャム 缶詰
野菜	葉物野菜 ブロッコリー ほうれん草 ピーマン　きのこ類	さつまいも かぼちゃ 栗 グリンピース	じゃがいも 里いも トウモロコシ 長いも　人参
乳製品・菓子類	牛乳　チーズ 卵　ヨーグルト バター	アイスクリーム プリン ゼリー はちみつ	練乳 チョコレート クッキー せんべい
飲料	無糖コーヒー 日本茶 ワイン（赤・白） ビール	ココア 梅酒 ※アルコールはGI値は低いが、糖の吸収を促進するので要注意	

GI値の分類

上昇率を表したものだと考えてください。このGI値が低い食品は血糖値が上がりにくく、GI値が高いと血糖値が上がりやすい食品であると覚えておきましょう。

3 食生活の改善を目指す！

老いない決め手は活性酸素と糖化の抑制

酸化と糖化がいかに老化や病気のカギになっているかはお分かりいただけたのと思います。酸化と糖化は、密接に関係していて体が酸化すると糖化を促進し、体が糖化すると酸化も促進されます。老化のスパイラルを作り出す関係が酸化と糖化です。この悪循環を断ち切るために抗酸化、抗糖化対策を始めていきましょう。

体内には活性酸素を防御するシステムがそなわっている

でも本当に、そんなことができるのでしょうか?

幸いなことに、私たちの体内には活性酸素に対抗する防御システムがそなわっていて、活性酸素の暴走を阻止してくれているのです。酸化を抑える物質のことを「抗酸化物質」といいます。

例えば「グルタチオン」というものがあります。体内で作られる抗酸化物質の中では最も多く、これは生体内酸化還元に深く関わっている重要な物質です。解毒作用を持つ肝臓で多く作られ、薬の毒性から体を守っています。ほかにも「尿酸」や「ビリルビン」などのほか、「コエンザイムQ10とα－リポ酸」などもあります。健康食品などでも使われているので、耳馴染みのある方もいるかもしれませんね。

こうした物質は体内で合成されるとはいえ、それも食事が大事であることはいうまでもありません。食事のバランスや食生活が整っていることが前提になります。そこが欠けてしまうと、「合成システムはあるのに、材料がない」という状態になります。

まずは食生活の改善から始めよう

抗酸化物質を減らさず、健康を維持するには、食べ物に含まれる抗酸化物質を取り込んで補充する必要があります。

そのためにも食べ物に含まれる抗酸化物質にはどのようなものがあるのか知っておくと、見直しのヒントになって便利です。

〈食べ物に含まれる抗酸化物質のいろいろ〉

①ビタミンC

ストレスの解消、疲労を和らげ、免疫機能を助けます。ビタミンC不足でウイルスに感染して風邪をひいてしまうことはよく知られているところです。

●ビタミンCを多く含む食品……ピーマン、レモン、柚子の皮、芽キャベツ、

ケールなど

②ビタミンE

心疾患、認知症、がんなどの予防効果があるといわれています。

●ビタミンEを多く含む食品……カボチャ、赤ピーマン、モロヘイヤ、大根の葉、かぶの葉、シソの葉と実など

③ビタミンB群

ビタミンB群とは、ビタミンB_1、ビタミンB_2、ビタミンB_6、ビタミンB_{12}、ナイアシン、パントテン酸、葉酸、ビオチンの8種の総称で、ビタミンB複合体とも呼ばれています。それぞれ体内で酵素の働きを助け、糖質や脂質、タンパク質の代謝を促しています。

●ビタミンB_6を多く含む食品……赤身の魚、ヒレ肉、ささみ、パプリカ、さつまいも、玄米、バナナなど

また、ビタミンB_2は、活性酸素の除去時にそれ自体も分解されてしまうこと

が知られています。ビタミンB_2が不足すると口内炎などの粘膜障害が起りやすいだけでなく、肌への影響もあるとされていますので、次のようなビタミンB_2を多く含む食品を積極的に摂るように心がけたいですね。

●ビタミンB_2を多く含む食品……レバー、キャビア、豚肉（心臓・はつ）、うなぎ、うずら卵、粒ウニ、納豆、まいたけなど

ビタミンB群にはたくさんの種類がありますが、それぞれが働きを補いながら体内で作用していると考えられていますので、たくさんの食品からビタミンB群全般をバランスよく摂取することが大切です。

なおビタミンB群は水溶性ビタミンなので、一度にたくさん摂取しても尿中に排泄されてしまいますから、毎日必要な量をコンスタントに摂るようにしてください。

④カロテノイド

「カロテノイド」は、自然界に広く存在する600種以上の色素成分です。

抗酸化作用としては、活性酸素の「一重項酸素」を除去するとされています。

また、肺がんや皮膚がんなどの予防効果があると考えられています。

●カロテノイドを多く含む食品……緑黄色野菜、マンゴー、パパイヤ、柿、あんず、柑橘類、すいか、とうもろこし、にんじん、トマト、海藻類、エビやカニなどの甲殻類など

⑤ポリフェノール

植物が自身を活性酸素から守るために作り出す物質で、抗酸化物質の代表です。

●ポリフェノールを多く含む食品……赤ワイン、ココア、コーヒー、大豆、玄米、玉ネギ、りんご、ぶどう、お茶のカテキン、チョコレートのカカオ、ブルーベリーなど

抗酸化作用を持つ栄養素は、単独で摂取するよりもさまざまな食品を組み合わせてバランスよく摂取したほうが、体内でより効率的に働くことがわかっています。

抗糖化対策も食事の見直しから

また抗糖化対策としては、前述の低GI食品を目安に利用することや、調理法を工夫すること、食品を食べる順番を工夫すること、食べ過ぎを止めること、食後の軽い運動などでAGEsを抑えることができます。

AGEsを増やさない食事法

- GI値を目安にする
- 油を使った調理法はできるだけ避ける
- 生食できるものは生で食べる
- 70℃前後の温度で食材を蒸す「低温蒸し」を利用する
- 電子レンジで調理しない
- 糖質の吸収を緩やかにする野菜や、海藻類、キノコ類から食べ、次にタンパク質、最後の炭水化物などの糖質を食べるようにする。

・早食いや、食べ過ぎをしない
・食後に軽い運動をする
・喫煙をしない

休題・抗酸化酵素とは何か？

活性酸素に傷つけられながらも私たちが生命を保つことができているのは、活性酸素を除去する抗酸化物質が体内にあるおかげです。このほかにも「抗酸化酵素」という強い味方が存在します。

抗酸化酵素とは、活性酸素が細胞を傷つけるのを抑制する酵素の総称です。人間の細胞内にもともと存在している「スーパーオキシドジスムターゼ」などが、代表的な抗酸化酵素として挙げられます。

抗酸化物質とその作用が一覧でわかるよう表にしました（表3）。参考にしてください。

	抗酸化物質	作用	一日摂取基準量
食物由来	ビタミンC （アスコルビン酸）	ラジカルの消去	100mg
	ビタミンE （α－トコフェロール）	ラジカルの消去	8～10mg
	ビタミンB_2	過酸化脂質の消去	1.0～1.2mg
	β－カロテン （ビタミンAの前駆物質）	$^1O_2$、LOO・、LO・の消去	6mg
	ポリフェノール （フラボノイドなど）	ラジカルの消去	
体内合成	グルタチオン（GSH）	ラジカルの消去、 酸素の補助	
	尿酸	ラジカルの消去	
	ビリルビン	ラジカルの消去	
	トランスフェリン フェリチン	鉄イオンの触媒機能の抑制	
	セルロプラスミン	鉄イオンの触媒機能の抑制	

	抗酸化酵素	作用
体内合成	スーパーオキシドジスムターゼ （SOD）	O_2^-のH_3O_2への異性化
	カタラーゼ（CAT）	H_2O_2のH_2Oへの代謝
	グルタチオンペルオキシダーゼ （GSH－Px）	LOOH、H_2O_3のLOHやH_2Oへの代謝
	グルタチオン－S－トランスフェラーゼ （GST）	異物や毒素の抱合

表3　抗酸化物質とその作用

安易なサプリメント服用も逆効果!? 飲み過ぎのリスク

食事を正すことが大切とはいえ、忙しい日常では、悪いと知りつつもさまざまな添加物や農薬、遺伝子組み換え食品を利用しているであろう加工食品などに手が伸びてしまうこともあると思います。そこを補うためのサプリメントを探している人も多いはずです。今や食品会社もサプリメント事業に参入しており、栄養強化食品や、乳酸菌など菌類を配合したもの、抗酸化や、抗糖化に良いサプリメントなど、数多くの商品が販売されています。またこれらはコンビニエンスストアでも買い求めることができ、大変手軽なものとなりました。可愛いCMもいたるところで目にしますので、一昔前に比べて抵抗がある人は多くはないでしょう。

ただ、もちろんですが注意が必要です。サプリメントの中には期待されている成分が十分に入っていないものや、逆に大量摂取することで人体に悪影響を及ぼす成分が配合されていることもあります。サプリメントを選ぶときは信頼できる会社の、信頼できる商品を選ぶ必要があります。健康をサポートするためのサプリで健康を害してしまったら、本末転倒です。飲みすぎによるリスク（人体への悪影響）は決して無視できるものではないからです。ちゃんとした効能があるものを選び、後悔がないように使用することが大切です。

そんな中、抗酸化、抗糖化、血流促進などさまざまな悩みを解決する方法として、本書のテーマである「有機ゲルマニウム」が注目されているのです。

有機ゲルマニウムは、古くから健康維持に用いられてきた朝鮮人参、ニンニク等に多く含まれていることから、健康との関わりについてさまざまな研究がなされてきました。けれども、有機ゲルマニウムが私たちの体の不調や疾病予防に役立つものとして、科学的な根拠のもとに実証されたのは、つい40年ほど前のことにすぎません。今では漢方薬にもたくさん含まれていて、主な漢方薬にはほぼ含まれていることがわかってきています。

ゲルマニウムと聞くと、いまだに金属を思い浮かべる人も多いかもしれませんが、なぜゲルマニウムが人体に良い影響を及ぼすのかについて、次章から詳しく説明していきます。

Column ミネラルやビタミンが不足するとどうなる?

現代は働き方や食べるものも多様化してきて、さまざまな栄養素が不足しやすい状況になってています。

栄養素と一言でいっても、数多くの種類がありますので、ここでは大きく「ミネラル」と「ビタミン」について記述します。どちらも人体にとって重要な役割を担いますが、体内では生成できないものも多く、現代人に不足しがちな成分です。

・ミネラルが不足するとどうなるか

不足しやすいミネラルの代表というと、まずカルシウムでしょう。ご存知のとおり、骨や歯を構成しています。アジア人はカルシウムを多く吸収できない人体構造をしているため旧来から不足しやすいといわれる成分です。カルシウムの不足が慢性的な体調不良の原因になるほか、とくに年配の女性に多くみられる骨粗鬆症という重大な病気の引き金にもなります。そのほかにも脳梗塞や結石の原因にもなるともみられています。

・ミネラル摂取における注意点

不足すれば重大なことになる、だからといって摂りすぎにも注意しなければならないのがミネラルの難しいところです。例えばリンを摂りすぎるとカルシウムとのバランスが崩れ、骨が弱くなります。加工食品等には添加物としてリンが多く含まれています。そのためこうした食品の食べすぎはリンの過剰摂取となってしまいます。

ミネラルは一般的に胃酸によって水に溶ける状態にされ、主に腸管から吸収されます。腸管では腸管の膜にあるタンパク質と結合して、血管に運ばれ、血液を介して必要な部位に運ばれて利用されます。

・ビタミンが不足するとどうなるか

身体の活動に欠かせない成分が、ビタミン。内臓や神経といった体内のことから、皮膚や眼球といったところまで幅広く人体の健康に寄与するものです。

これらが不足するとどうなるのでしょうか。例えばたんぱく質やミネラルが十分であっても、ビタミンがなければうまく機能してくれません。

よくある症状としては慢性的な倦怠感や疲れが抜けないといった不定愁訴が多くみられます。

・ビタミン摂取における注意点

ミネラルと同様にビタミンも、ほとんどの場合、体内で合成することができません。そのため、食事やサプリメントから適切な量を摂取して、なおかつそれを維持する必要があるのです。しかし注意したいのはその摂取量です。摂り過ぎてしまうとやはり身体に不調を及ぼします。

例えば柑橘系の果物に含まれるビタミンCが過剰だと、人によっては腹痛や下痢を引き起こすこともあります。また魚類に多く含まれるビタミンDを取りすぎると腎臓に負担がかかり、弱ってしまうなど重篤な症状につながったりもするので注意が必要です。

主なビタミンとミネラルの種類、その働き、不足または過剰になったときの症状について表に示しました。

名称		主な働き	不足したときの症状	過剰になったときの症状	多く含む食品
ビタミンB群	ビタミンB1	●糖質がエネルギーを発生するときに必要な酵素の働きを助ける。 ●脳や神経の働きを正常に保つ。	●糖質をうまくエネルギーに変えられず、倦怠感、疲労感、食欲低下を来す。 ●脚気 ●ウェルニッケ脳症	●過剰分は排泄されるので、過剰の症状を示すことは少ないが、頭痛、いらだち、不眠、皮膚炎などを来すことがある。	豚肉、豆類、種実類、未精製の穀物
	ビタミンB2	●糖質脂質、たんぱく質のそれぞれがエネルギーを発生するときに使われる。 ●たんぱく質の合成に関与する。 ●過酸化脂質を除去する。	●肌荒れ、髪のトラブルを起こすことがある。 ●口角炎、口唇炎、舌炎 ●脂漏性皮膚炎 ●成長障害	●通常の食生活では過剰の心配はない。	レバー、魚類、牛乳・乳製品、きのこ、納豆
	ナイアシン	●糖質や脂質がエネルギーを発生するときに必要な酵素の働きを助ける。 ●アルコールの分解をする酵素の働きを助ける。	●欠乏症はほとんどない（たんぱく質から合成が可能なため）。	●通常の食生活では過剰の心配はない。 ●多量の摂取で肌が赤くなる、下痢や便秘、肝臓障害を来すことがある。	魚類、肉類
	ビタミンB6	●たんぱく質の代謝における酵素の働きを助ける。 ●神経伝達物質の合成を促進する。 ●免疫機能の維持や赤血球合成にかかわる。	●神経障害 ●皮膚炎 ●貧血、脂肪肝、口内炎、不眠症など。	●通常の食生活では過剰の心配はない。 ●多量の摂取で感覚神経障害を来すことがある。	魚類、肉類、野菜類
	ビタミンB12	●赤血球の生成を円滑にする。 ● DNA の合成を助ける。 ●たんぱく質の合成を助ける。	●悪性貧血 ●動脈硬化のリスクを高める。 ●神経障害	●通常の食生活では過剰の心配はない。 ●多量の摂取で感覚神経障害を来すことがある。	魚介類、肉類、野菜類
	葉酸	● DNA の合成を助ける。 ●赤血球のもととなる赤芽球の生成に関与している。	●悪性貧血 ●胎児の神経管閉鎖障害 ●動脈硬化のリスクを高める。	●通常の食生活では過剰の心配はない。 ●多量の摂取で発熱やじんましんになることがある。	レバー、薬野菜
	パントテン酸	●エネルギーの産生時に必要な酵素の働きを助ける。 ●ホルモンを合成するときに必要。	●通常の食生活では不足はほとんどない。	●通常の食生活では過剰の心配はない。	鶏肉、きのこに多いが、ほかの動物性・植物性食品のどちらにも多く含まれる。
	ビオチン	●エネルギーの産生時に必要な酵素の働きを助ける。	●腸内細菌によっても合成されるので、不足はほとんどない。 ●皮膚炎	●通常の食生活では過剰の心配はない。	種実類、豆類、レバー

名称	主な働き	不足したときの症状	過剰になったときの症状	多く含む食品
ビタミンC	●コラーゲンの生成に必要 ●酸化を防ぐ。 ●副腎皮質ホルモン、副腎髄質ホルモンの生成に必要。 ●鉄の吸収を促進する。 ●チロシナーゼ(メラニン色素を作るときに使用される)の働きを阻害する。	●壊血病	●通常の食生活では過剰の心配はない。 ●多量の摂取では下痢を来す。 ●腎機能障害のある人では、腎シュウ酸結石のリスクが高くなる。	野菜類、いも類、果物
ビタミンA	●目の機能を正常に保つ。 ●皮膚や粘膜の組織の形成や働きに必要	●角膜乾燥症、夜盲症 ●皮膚や粘膜が弱くなり、感染症のリスクを高める。	●頭痛、脱毛、筋肉痛	魚介類、レバー、緑黄色野菜(β-カロテンとして)
ビタミンD	●十二指腸、小腸上部でのカルシウムの吸収を促進する。 ●カルシウムの骨や歯への沈着を促進する。 ●血液や筋肉のカルシウム濃度を調整する。	●くる病、骨軟化症 ●骨粗鬆症	●全身の倦怠感、食欲不振、嘔吐 ●腎不全	魚類、きのこ
ビタミンE	●脂質酸化を防止する。 ●毛細血管を拡張する。 ●性ホルモンの生成や分泌に関与	●溶血性貧血 ●動脈硬化のリスクを高める。 ●皮膚炎	●出血 ●筋力低下、疲労、吐き気、下痢	植物油、種実油
ビタミンK	●血液凝固に関与 ●骨のたんぱく質成分の合成を促進する。 ●解毒作用、利尿作用	●出血しやすく、止血しにくい。 ●骨がもろくなる。	●通常の食生活では過剰の心配はない。	葉野菜、納豆

名称		主な働き	不足したときの症状	過剰になったときの症状	多く含む食品
多量ミネラル	ナトリウム	●体内の酸・アルカリ平衡の維持、浸透圧の調整をする。 ●筋肉の収縮、弛緩を正常に保つ。 ●神経伝達を正常に保つ。	●通常の食生活では不足の心配はない。	●浮腫、高血圧 ●胃がんのリスクが高まる。 ●脳卒中の発症や死亡率の増加	調味料、加工食品
	カリウム	●浸透圧を調整する。 ●筋肉の収縮、弛緩を正常に保つ。 ●神経伝達を正常に保つ。	●通常の食生活では不足の心配はない。 ●ナトリウム排泄が悪くなる。	●高カリウム血症による不整脈、血圧低下	野菜類、いも類、果物
	カルシウム	●骨や歯の構成成分 ●ホルモンの分泌を調整する。 ●血液凝固に必要 ●筋肉の収縮に必要 ●神経伝達を正常に保つ。	●骨や歯の形成障害 ●骨粗鬆症 ●高血圧、動脈硬化のリスクを高める。	●高カルシウム血症による食欲不振、腹部膨満、腎結石	牛乳・乳製品、小魚、大豆製品、一部の緑黄色野
	マグネシウム	●骨や歯の形成を調節する。 ●血圧を調節する。 ●筋肉の興奮性を調整する。 ●糖質のエネルギー代謝やたんぱく質の合成のときの酵素の働きを助ける。	●虚血性心疾患のリスクを高める。 ●神経過敏症などの神経障害	●通常の食生活では過剰の心配はない。 ●多量の摂取で下痢	種実類、葉野菜、未精製の穀物
	リン	●体内の酸・アルカリ平衡を維持する。 ●骨や歯の構成成分 ●エネルギー代謝にかかわる酵素や高エネルギー物質の構成成分 ●細胞膜の成分	●通常の食生活では不足の心配はない。 ●神経症状、骨軟化症	●副甲状腺機能の異常 ●骨量減少(リンに対してカルシウム摂取量が少ない場合)	加工食品、半調理済食品

名称		主な働き	不足したときの症状	過剰になったときの症状	多く含む食品
微量ミネラル	鉄	●血液中で酸素を運搬する。 ●血液中の酸素を筋肉に取り込む。	●鉄欠乏性貧血 ●疲れやすい。	●通常の食生活では過剰の心配はない。 ●多量の摂取で嘔吐などの胃腸症状	肉類、魚介類、緑黄色野菜、ひじき
	亜鉛	●皮膚、骨格の発育に必要 ●ホルモンの合成、分泌に必要 ●免疫機能を維持する。	●成長障害 ●味覚障害 ●皮膚炎 ●免疫力の低下	●通常の食生活では過剰の心配はない。 ●多量の摂取で銅や鉄の吸収阻害による貧血 ●多量の摂取でめまい、吐き気	動物性食品
	銅	●鉄の代謝に必要 ●腸管からの鉄の吸収を促進する。 ●活性酸素を除去する。 ●いくつかの酵素の成分	●通常の食生活では不足の心配はない。 ●貧血	●通常の食生活では不足の心配はない。	甲殻類、レバー
	マンガン	●骨の代謝にかかわる。 ●糖質や脂質の代謝に必要な酵素の成分 ●いくつかの酵素を活性化する。	●通常の食生活では過剰の心配はない。 ●骨代謝、糖質や脂質代謝の阻害 ●血液凝固能の低下	●通常の食生活では不足の心配はない。	穀類、野菜類、豆類
	ヨウ素	●甲状腺ホルモンの構成成分	●通常の食生活では不足の心配はない。 ●甲状腺肥大、甲状腺腫 ●成長期の不足で精神遅滞、成長発達障	●甲状腺腫	海藻類、魚介類
	セレン	●いくつかの酵素の成分 ●抗酸化物質として働く。	●通常の食生活では不足の心配はない。 ●克山病	●脱毛、爪がもろくなる。 ●吐き気などの胃腸障害、神経症状	魚介類
	クロム	●糖質や脂質代謝を正常に行う。 ●インスリンの働きを助ける。	●通常の食生活では不足の心配はない。	●通常の食生活では不足の心配はない。	海藻類
	モリブデン	●酸化酵素の働きを助ける。	●通常の食生活では不足の心配はない。	●通常の食生活では不足の心配はない。	豆類、穀物

全て参考文献を基に作成

第3章

老けない
体づくりの強い味方
「有機ゲルマニウム」

1 有機ゲルマニウムの誕生と作用

有機ゲルマニウムの発見

本書のテーマの「有機ゲルマニウム」は、抗酸化物質として優れた作用と、血液の流れを良くする作用、糖化を抑制する作用などのほか、多くの健康効果があることが分かっています。

この章では、有機ゲルマニウムにはどのようなメカニズムがあるのか。また、なぜ体調不良や疾病を解決へと導いていけるのかについて、説明します。

まずは、そもそもゲルマニウムがどうやって生まれたのか、その発見とその歴史について簡単にお話ししましょう。

ゲルマニウムは1885年に、ドイツの化学者ヴィンクラーによって発見されました。当初は未知の元素と考えられ、ヴィンクラーは母国の旧名「ゲルマニア」の名に因《ちな》んで、この元素に「ゲルマニウム」と命名したのでした。

長い人類の歴史から見ると、ゲルマニウムの発見は割と近年ですが、さまざまな分析をして調べた結果、条件によって電気を通さない絶縁体になったり電気を通す導体になったりする、金属と非金属の中間的性質を持つ半金属、いわゆる「半導体」の性質があることがわかりました。この性質からダイオード（電気の流れを一方通行にする部品）や、トランジスタ（電気の流れをコントロールする部品）など電子産業で広く用いられていて、近年、その用途はさらに増えています。

第一次世界大戦（1914年勃発）当時、ドイツ、アメリカ、日本など複数の研究所にてゲルマニウムの研究がなされていました。なぜ、同じ時期に多くの学者たちがゲルマニウムの研究をしていたのでしょうか。その理由は諸説ありますが、取材の結果、以下のような理由が主であることが分かりました。

もともと「ゲルマニウム」には健康効果があることが知られていました。しかし一方で、飲用すると体内に残留し身体に害を及ぼすこともわかっていました。

だからこそ「このゲルマニウムを安全に体外へ排出できるようにすれば健康に大いに役立つのではないか」

「そしてそのカギは『有機化』にあるのではないか」

ということで、研究が続けられていたというのです。

有機ゲルマニウムの誕生

そのような中、有機ゲルマニウムは1967年に研究者である浅井一彦博士の手によって、初めて有機合成に成功しました。そして数々の安全性試験を重ね、体内に残留しない安全な有機ゲルマニウムであることが確かめられました。それ以来、広く健康産業にも利用されるようになり、本書で紹介する飲用のほか浴用などの用途も広がっています。この有機合成方法の成功によって、工業用のゲルマニウムから、健康産業で利用できる有機ゲルマニウムへと用途も変わってきたのです。

ゲルマニウムは大きく2種類に分けられる

ゲルマニウムは、自然界では酸素、塩素、アンモニアなどと化合しているのが普通で、それらを「無機ゲルマニウム」といい、炭素と結びついている「有機ゲルマニウム」と区別しています。

①無機ゲルマニウム

無機ゲルマニウムは半導体の材料や宇宙衛星用の太陽光電池としてなど、主に工業面で使用されています。種類によってはペットボトルの原料として使われたり、また、赤外線を観察するカメラのレンズとしても使用されています。この他に、市販されているブレスレットやネックレスなどに使われているものを見かけた方もいるでしょう。

このように、工業用として多く利用されているのですが、一方でその毒性に十分注意する必要があります。無機ゲルマニウムを不用意に摂ると体内に蓄積されて、健康障害を引き起こすことがあるからです。

過去には知識や理解の不足、また悪質商法等によって間違った服用がなされ、実際に中毒症や死亡例が報告されています。そのため1988年には、当時の厚生省が無機ゲルマニウムの長期多量摂取を控えるよう行政指導を行ったこともあります。このときの影響で、「ゲルマニウム」という言葉によくないイメージを持っている人も少なからずいるようです。

②有機ゲルマニウム

有機ゲルマニウムは、その名の通り有機化合物であり、有機ゲルマニウムは純度100％のものであれば、素早く水に溶ける特徴があることから、飲用の健康食品や化粧品、温浴効果品などに多く利用されています。

また植物にも有機ゲルマニウムが含まれていることがわかっています。多くの研究者が数々の実験を重ねた結果、現在では、植物の中には土や水からゲルマニウムを養分として積極的に取り込むメカニズムを持つものがあり、ゲルマニウムは植物の生育にとって欠かすことのできない物質であると考えられています。

植物が無機ゲルマニウムを吸収し、それを有機化して養分にするという自然界のメカニズムによって、私たちの体にとって薬になる「有機ゲルマニウム」が生成されるというわけです。

「有機」とは、「無機」とは

有機とは「生命力を有する」という意味（『広辞苑』）です。

また、有機物とは生物に由来する炭素原子を含む物質の総称で、炭素とその他の原子が結びついている物質のことを一般的に「有機化合物」といいます。

その結びつきにも特徴があって、「共有結合」といわれる特殊な結びつきで繋がっているのです。詳しく説明しようとすると専門的になってしまいますので、ここでは「炭素とその他の原子が強く結合したもの」と覚えておいてください。

身近にある有機化合物の例としては、私たちの体を構成していて、健康や美容にも欠かせないタンパク質、炭水化物、脂質、ビタミンなどがあります。

有機の反対は「無機」といい、「生命力が無い」という意味です。また、無機物とは「水・空気・鉱物類およびこれらを原料として作った物質の総称」です。身近な例では、サプリメントでおなじみの「ミネラル」と呼ばれる鉄、リン、カリウム、カルシウム、ナトリウム、マグネシウム、亜鉛、銅、マンガン、セレン、クロム、ヨウ素などです。

炭素以外の元素で構成される物質のことを一般的に「無機化合物」といいます。

自然界に存在するゲルマニウム

植物だけではなく、天然水の中にもゲルマニウムが豊富な水が存在します。それは「ルルド」という、スペインとの国境に近いピレネー山脈の麓にあるフランスの小さな村の「ルルドの泉」です。

ルルドの泉の話はテレビや雑誌などで紹介さたこともあるので、知っている方も多いかも知れませんが、ルルドの泉には「奇跡を起こす」というエピソードのみならず、実際に難病が治癒したという例が報告されています。その奇跡とは、重い病気や医者に見放された難病が治癒するというもの。

そのため、そうした病気やけがを抱える人たちが〝奇跡〟を求めて、世界中から毎年300万人も訪れるともいわれます。人口1万5000人ほどの小さな村に、今や数百軒ものホテルが立ち並んでいるとのこと。

こう聞くと、まるでオカルト話ですが、ルルドの泉が世界中の人たちから注目されるのには理由があります。後にノーベル生理・医学賞を受賞したアレクシス・カレル博士は、その泉水の治癒力とその様子を綴った紀行文を出版していますし、カトリック教会が科学的に証明できないとしながらも、ルルドの水による多くの奇跡的治癒を認めるなど、確かな信頼を得ているからです。

「ルルドの泉」は現在も奇跡を求める人々で賑わっていますが、実はこれも「ゲルマニウム」の効能によるものだと考えられています。浅井博士もルルドに注目し、泉の水を調達して成分分析を試みたところ、ゲルマニウムの含有量が高いという結果が出たといいます。

市販のミネラルウォーターのペットボトルを見てみると、ラベルにはだいたい「硬度」という表示がついています。水には主にカルシウムイオンとマグネシウムイオンが含まれていて、それらが水の1000㎖中に溶けている量を表わした数値を「硬度」といいます。世界保健機関（WHO）の基準では、硬度が120mg以下を「軟水」、120mg以上を「硬水」と定義しています。

分析の結果、ルルドの泉は、硬度が130～170あるという研究結果が出ていますので「硬水」に分類されることになります。

そして、ゲルマニウムは27・5ppm、カルシウムは45～50ppm、マグネシウムは5～10ppmという数値が出ており、カルシウムに次いでゲルマニウムの含有量の多いことがわかりました。このことから、ルルドの泉の「奇跡」にはゲルマニウムが何らかの作用をしていると考えられています。

実は日本にもゲルマニウムの含有量が多いとされる泉水があります。富山県にある「穴の谷の霊水」や青森県の「山吹のご神水」、大分県の「日田の水」は、ゲルマニウムの含有量がそれぞれ高い数値を示していることがわかっています。

水に含まれるゲルマニウムは、主に土壌や鉱物中に含まれる無機ゲルマニウムをバクテリアが取り込み、その生体内で有機化したと考えられています。

有機ゲルマニウムの含まれた水は世界各地にあり、昔から「(理由はわからないけれども)健康にいい」ということで、多くの人々に利用されてきたのです。

ゲルマニウムを多く含む植物

「さるのこしかけ」という言葉を耳にしたことがありませんか？

古来、病気に対する薬として用いられてきたキノコのことで、一時ブームになったことがありました。実はこの「さるのこしかけ」にも、ゲルマニウムが多く含まれているのです。「さるのこしかけ」は「霊芝《れいし》」という名前で高級な漢方薬として重宝されてきた歴史があります。

そのほか、「朝鮮人参」「クコの実」などといった漢方薬は、現代でも医薬品の成分として使われていたりするので目にする機会も多いと思いますが、実際にゲルマニウムの含有量が多いのです。

もっと身近なものとしては、ニンニク、アロエなどにもかなりのゲルマニウムが含まれていることが確認されています。これらは風邪を引いたときや滋養強壮のためなどによく利用されますが、その根拠があるわけです。

含有量の差こそあれ、どの植物もゲルマニウムを含んでいますが、植物全体に含んでいるのではなく、根や瘤《こぶ》など、外から病原菌などを持ち込まれやすい部分に多く集まっているという特徴があります。これは植物それ自体が、身を守るために行っているることかもしれないという見方もされています。

薬用植物のゲルマニウム含有量

薬用植物名	含有量
さるのこしかけ	800〜2000ppm
ニンニク	754ppm
朝鮮にんじん	250〜320ppm
調子（すし）	262ppm
山豆根	257ppm
磐梯キノリ	255ppm
蓼の実	239ppm
コンフリー	152ppm
クコの実	124ppm
藤の宿	108ppm
紫根	88ppm
アロエの葉	77ppm
磐梯ウド	72ppm
相麦の種子	50ppm
ヒカリゴケ	15ppm

※ 1ppm = 0.0001%

図1　薬用植物のゲルマニウム含有量
参考文献を基に作成

有機ゲルマニウムの作用

体内に酸素が入ると、酸化作用が生じ、活性酸素を発生します。

この活性酸素には「過酸化水素」や「スーパーオキシド」「ヒドロキシルラジ

カル」「一重項酸素」の4種類があって、それぞれが老化や肌荒れ、シミ（老人斑）といった美容面のトラブルを引き起こしています。それらのみならず、アルツハイマー病やパーキンソン病、てんかんといった脳神経系の多くの病気や、生活習慣病やがんといった重大な病気の原因にもなっているのです。

そこで、活性酸素の発生を防ぐ「抗酸化作用」を持つ物質が必要となります。その抗酸化物質の代表としては身近なところでいうとビタミンCがありますが、それだけでは4種類の全部の活性酸素には対応できません。

本書で取り扱う有機ゲルマニウムは、抗酸化作用と血流改善効果を持つ物質であることが各種実験データからわかっています。

その抗酸化のメカニズムのカギは酸化の仕組みにあります。物質が酸化するときはその物質が持つ電子が酸素に奪われる（移動する）現象が起こっていますが、有機ゲルマニウムは、有機ゲルマニウム自体が持つ電子を酸化される物質に供給することで、酸化を防ぐ機能を持つと考えられています。この機能によって活性酸素の増加を防止するという効能があるとされているのです。

また酸素は、血液の赤血球中に存在するヘモグロビンによって体全体に運ばれます。酸素量が充分だと血液はスムーズに流れ血行が良くなり、血圧にも良い影響をもたらします。

酸素量が足りていることで赤血球は正常に機能することができ、細い血管の毛細血管など末端にまで酸素の供給をしてくれるので、冷え症の予防になります。

そして有機ゲルマニウムには、赤血球をやわらかくする作用があることが、実験により確かめられています。より多くの血液が毛細血管を通り、体内の全ての細胞に酸素と栄養を運びやすくなるのが、有機ゲルマニウムの作用といえます。

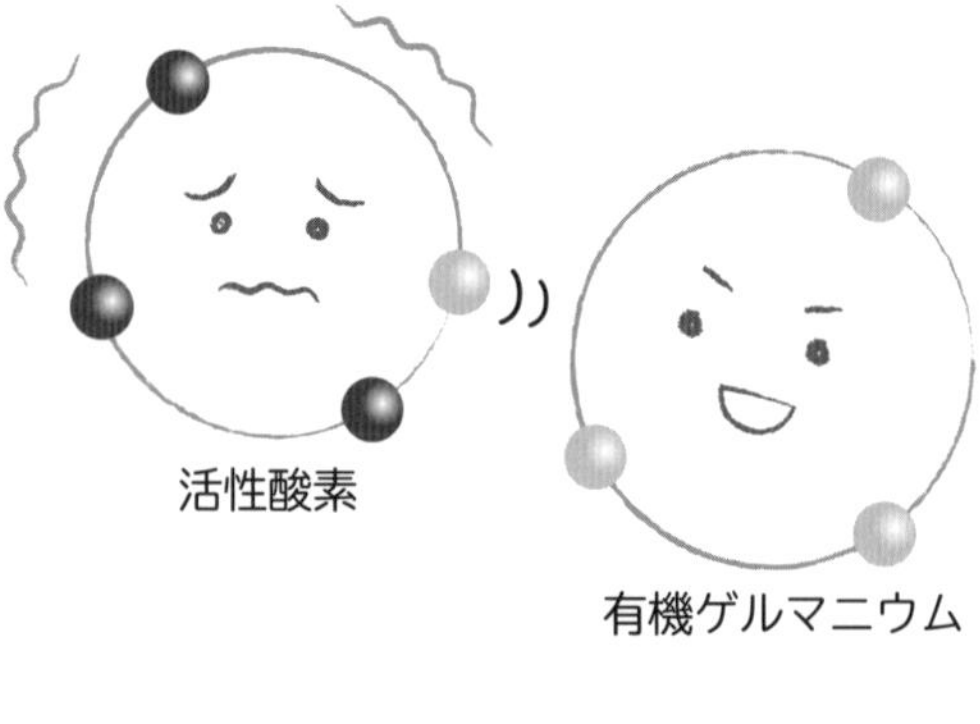

参考イラスト

以上のように、有機ゲルマニウムはその作用によって体全体の細胞に酸素を供給させ、生命活動を活性化させて、さまざまな病気を防ぐことに繋がっているといえるでしょう。

有機ゲルマニウムは「糖化」も克服

有機ゲルマニウムは酸化よりも怖いとして紹介した「糖化」にも有効であるとされています。

まず「糖化」の正体である、体内の焦げについては「メイラード反応」とも呼ぶことは先に述べたとおりです。この「メイラード反応」という名前は、フランスの学者メイラードが１９１２年に発見、報告したことに由来します。食品への加熱処理による味の変化や、色の変化との関連から研究されていました。

その発見からしばらくした１９６２年、イランの医師であり学者でもあるラーバーがとある報告をしました。糖尿病患者の血液において、タンパク質であるヘモグロビンが、糖と結合している割合を示すＨｂＡ１ｃ（ヘモグロビンエーワンシー）が上昇していること、そしてそれはメイラード反応によるものとわかったのです。これにより現在ではＨｂＡ１ｃの検査数値を糖尿病の血糖コントロールの目安として使用しています。
ＡＧＥｓはさまざま種類がありますが、その一種である「ペントシジン」が糖尿病性の腎臓病に関わるとして注目されています。ペントシジンはリジンとアルギニンという物質が架橋《かきょう》（化学反応において、連結し変化すること）して生成されます。糖尿病や慢性腎不全の方の血液中に多く見られるといいます。

有機ゲルマニウムは、このペントシジンの生成を阻害する作用があることが、研究でもわかってきているのです。すなわち有機ゲルマニウムは体内のメイラード反応を阻害したり、遅らせたりする効果が期待できるともいえます。

Column
ひじきって実は無機化合物？

皆さんの身近にあるものでも、有機化合物と無機化合物の違いを知ることができます。

例えば「ヒ素」のことを皆さんはご存知だと思います。ヒ素といえば、かつてその毒性が話題となったことがありましたが、そのヒ素にも有機化合物と無機化合物のものがあるのです。人が飲むと死亡してしまうほど毒性の強いものは、無機のヒ素です。一方、同じヒ素でも有機のものは、生体に対してほとんど毒性がありません。

「ヒ素」自体はあまり身近とはいえませんが、有機と無機の違いについて学べる身近な食品があります。それは「ひじき」です。

牛乳の約12倍ものカルシウムを含み、脂肪を燃焼してエネルギーに変えるというビタミンB_2も多く含まれ、食物繊維も豊富に含み、しかも低カロリーという女性の方にとってはとても心強い味方である「ひじき」。そんな「ひじき」ですが、実はもともと毒性の強い無機物のヒ素が多く含まれている食品なのです。でも、「ひじき」によってヒ素中毒になった、という例は聞いたことがありません。その仕組みはこういうことです。

「ひじき」は調理の際の水洗い、水戻しによって無機ヒ素の大半が水に溶け出すため、口にする段階にはまったく影響がないレベルにまで無機ヒ素は減っているという結果が出ました（農林水産省の調査によると約4～9割が溶け出すようです）。だから、普段の食事で摂取する量で体調を崩すことはないのです。

それに「ヒ素」と聞くとあまり良いイメージはありませんが、実は体内には微量の有機ヒ素が存在しているといわれています。それは生命維持のために必要不可欠なようです。

まだ研究段階であるためはっきりとしたことはいえないのですが、以上のことから思うのは、無機化合物に比べて有機化合物の多くは人間の生命維持に寄与しているといえるのかもしれない、ということです（もちろん、無機化合物すべてが人体に悪影響だというわけではないので、そこは理解をしておいてください）。

第4章

「有機ゲルマニウム」を知って老いない、錆びない生活を送る

1 身体の機能を正常にする「有機ゲルマニウム」

実は長らく「有機ゲルマニウム」を摂取してきていた？

前章では、有機ゲルマニウムが持つ特性や、私たちの身体にもたらす効能、そして効能のメカニズムについて、簡単に述べてきました。

現代に生きる私たちがどうも体調がすぐれないとか、体調不良の症状に悩まされているときに、「有機ゲルマニウム」はしっかりと作用しているのです。

また、有機ゲルマニウムは植物以外にも自然界にも多く存在していることにも触れました。もともと、はるか昔から漢方薬に用いられてきた著名な薬草ほど、有機ゲルマニウムを多く含有していることが知られています。

有機ゲルマニウムについて、現在のように研究解明が進む以前より、知らず知らずのうちにさまざまな疾病に対して役に立ってきていた、と言っても、大げさではないでしょう。

日本の伝統的な医学においては、病気になるまえの「未病医学」、薬草の研究をする「本草学」や、薬草により治療する「漢方医学」が素晴らしく発展してきました。

少し専門的になりますが、ちょっとした豆知識があります。

かつて、貝原益軒という江戸時代の学者が著した『養生訓』という書物には、未病や薬草、漢方薬の効能が事細かに記されています。驚くべきことにこの書物は、当然ながらコピー機なども無い、書物の複製や頒布が簡単ではなかったかの時代においても、江戸町民だけでなく、日本全国に出回り、広く読まれていたそうです。しかも士農工商といった身分制度などに関係なく読まれていたという痕跡もあるようですから、さらに驚きです。

なかでも、漢方薬の朝鮮人参や霊芝が高価なものであったにもかかわらず、大変な人気でした。これらの漢方薬の効能が優れていたからです。もちろん、当時の医師や患者さんたちは、朝鮮人参や霊芝に「有機ゲルマニウム」の成分が入っていることなどつゆ知らずに、ただただ治療効果があるということで服用していたのです。それだけに、有機ゲルマニウムの含有や効能について、わからないながらも、朝鮮人参や霊芝で「治る」というイメージのみならず、現実として治療効果を発揮していたわけです。

有機ゲルマニウムはその長い歴史を通して、私たち人間と密接な関係を築いてきているといっても、過言ではありません。

有機ゲルマニウムが効くのは、なぜ？

まず、有機ゲルマニウムが合成された当時は、有機ゲルマニウムが体内の酸素量を増大させるということには気付いていませんでしたが、後に体内の酸素量を調節する作用を持つのではないか？と考えられるようになりました。

活性酸素のところで触れましたが、活性酸素の電子が移動することで起こる「酸化」により、私たちの体は不調を起こします。この「酸化」が現代病の多くの原因になっていて、そのために酸化を食い止めることが重要であるということから、さまざまな疾患で、その影響について研究されるようになりました。その後、医学や薬学研究の成果により、老化を始め、酸化ストレスなどのあらゆる疾患の元凶であるとまでいわれる存在となっています。

有機ゲルマニウムの効能として考えられている「血液における酸素増大」は、1975年に発表されていますが、その当時は、まだ活性酸素の存在はほとんど知られていませんでした。実はこの活性酸素について、医学界で問題にされ始めたのは1990年代のことなのです。

しかし、未だに活性酸素に対する解消法は、体内物質や食品からの摂取、抗酸化酵素を持ってしても、万全なものとはいえず、多くの疾病原因となっている状況にあります。

そのため、現在「有機ゲルマニウム」が体の酸素不足を解消し、「身体の機能を正常にする」ということで、注目を浴びているのです。それに、有機ゲルマニウムに期待されている効能は抗酸化だけではないことは、本書を読んだ方はお分かりだと思います。

2

細胞の活性化で、アンチエイジングを実現

有機ゲルマニウムのアンチエイジング

活性酸素の消去は結果として細胞のアンチエイジングにもつながります。細胞に適正な酸素が供給されることが重要だからです。

本書のテーマである有機ゲルマニウムも、高い抗酸化作用を持っています。また抗酸化作用と同等かそれ以上に画期的であるのは、有機ゲルマニウムが「抗糖化作用」を発揮するということです。詳細は前章で述べましたが、女性の美容や健康にとって非常に有効な作用を兼ね揃えているといえます。

それに加えて、肌の角層細胞を整えある種のタンパク質が増大することで、老化予防にも役立っていることがわかってきたのです。この項目ではその作用について見ていきましょう。

美肌を実現するためのキーワード

例えば、私たちの皮膚の表面で最も外側にあるのは、角層細胞を覆う頑丈なタンパク質の袋状の膜で、これの正式名称をコーニファイドエンベロープ(CE-cornified envelope＝略してCE)といいます。少し専門的な勉強をした人は聞いたことがあるかもしれません。

このCEは酵素や、タンパク質によって形成されており、角質を形成する一つひとつの細胞を「包む」役割を担っています。これに、有機ゲルマニウムを塗布すると、化学反応によってCEの形成成分の量が増えることが実証されています(図2)。これは、有機ゲルマニウムが、角質層にあるCEという肌細胞を包む袋状の膜を活性化し、機能低下した肌に有効に働くということでもあります。それは、老化の予防、アンチエイジングをしているという結果の表れでもあるのです。

40歳代の女性にとって、肌に老化のサインが表れ始めることは憂鬱の種になりやすいものだと思います。最近は、私たち男性も外見、特に肌の綺麗さはビジネスの重要な要素と言われていますから、とてもよくわかります。

お肌の美しさを保つためには、後に触れますが、CEを正常に成熟させることで、肌細胞のレンガ造りをしっかり作っていくことが大切です。このレンガ造り（正確にはラメラ構造といいます）が規則正しく並んでいるとキメの整った、乾燥しない、保湿力のある、シミの排出もスムーズになる所謂美しい肌ができます。

有機ゲルマニウムによるCEの増加

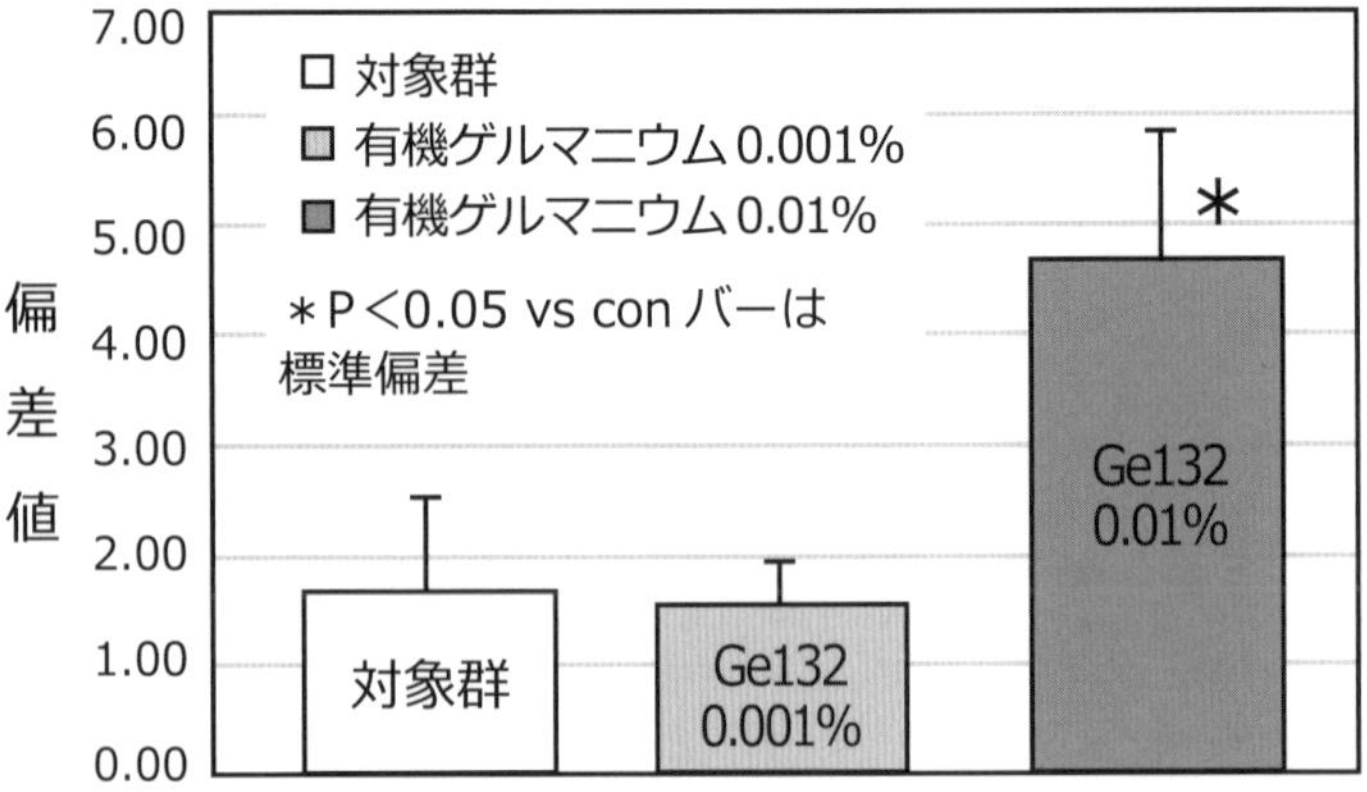

図2

3 「有機ゲルマ」が、肌を美肌にするメカニズム

肌荒れには、皮膚面と細胞内部による、2種類の症状がある

お肌の不調は、体の不調と同等かそれ以上に敏感に反応するのは当然のことです。

肌の不調は目にも見えるため気がかりですし、それがまたストレスの原因にもなって、心身への影響も少なくありません。

お肌の不調で多いのは「肌荒れ」だと思います。しかし、一口に肌荒れといっても、その症状はさまざま。

かゆみや赤みが出たり、肌にブツブツができてしまったり、それだけでなく、複数の症状が同時に見られることも多くあります。さらに、乾燥してカサカサ毛穴が目立つなどの症状もあります。

肌荒れには、大きく分けて「皮膚の表面の症状」そのものと、細胞を原因とする「内部から皮膚面に現れる症状」があります。医学的には実は厳密に分けられるものでありませんが、肌のこうした症状は、活性酸素を原因として発生することが少なくありません。そのため、体内での抗酸化物質を増やし、適正な酸素の供給をすることが大事になります。同時に、しっかりとした食事による栄養素の供給と、それを運ぶ血液の健康状態が身体だけでなく、皮膚にも重要なことなのです。

また、皮膚の表面の症状に対しては、角質層への適切な処置がカギとなります。保湿したり、細胞と細胞をつなぐ「細胞間脂質」へのうるおいをもたらすことも有効です。この細胞間脂質とは体内の水分の蒸発を防いだり、細胞を守ってくれるような機能も担っています。

多くの女性を悩ませるこの多様な肌荒れに対して、有機ゲルマニウムがその悩みを解決する手立てになります。

次はさらに、荒れや乾燥に対する保湿などの、有機ゲルマニウムの効果について述べていきます。

CEの活性化と、有機ゲルマニウムによる健康肌

私たちの皮膚の表面には、脂質と、表皮の角質に存在する水溶液成分の天然保湿因子であるNMF（Natural Moisturizing Factor ナチュラル・モイスチュアライジング・ファクター）があります。それらは交互に折り重なるように、層状になって規則正しく並んでおり、これをラメラ構造といいます。これも美容に対して意欲が高い人でしたら、耳にしたことがあるでしょう。

この構造が、加齢や乾燥、紫外線などの影響によって、代謝に異常を生じてしまうと、規則正しく並ぶ層状は乱れた状態となり、CEという肌細胞を包む袋状の膜の生成が不完全で成熟できないため、不均一になり、荒れた肌になります。

健康的な肌ではCEが均一なため、外的刺激をはね除けることができますが、CEが不均一だと、角層の水分保持機能やバリア機能が低下します。その結果と

して乾燥が起こり、肌が荒れます。

例えば、アトピー性皮膚炎や乾癬を疾患する患者さんでは、荒れた肌の部分の皮膚に、未熟なＣＥが高頻度で観察されるのです。つまりアトピーなどで荒れた肌には、ＣＥという細胞を包む袋がボロボロのまま、

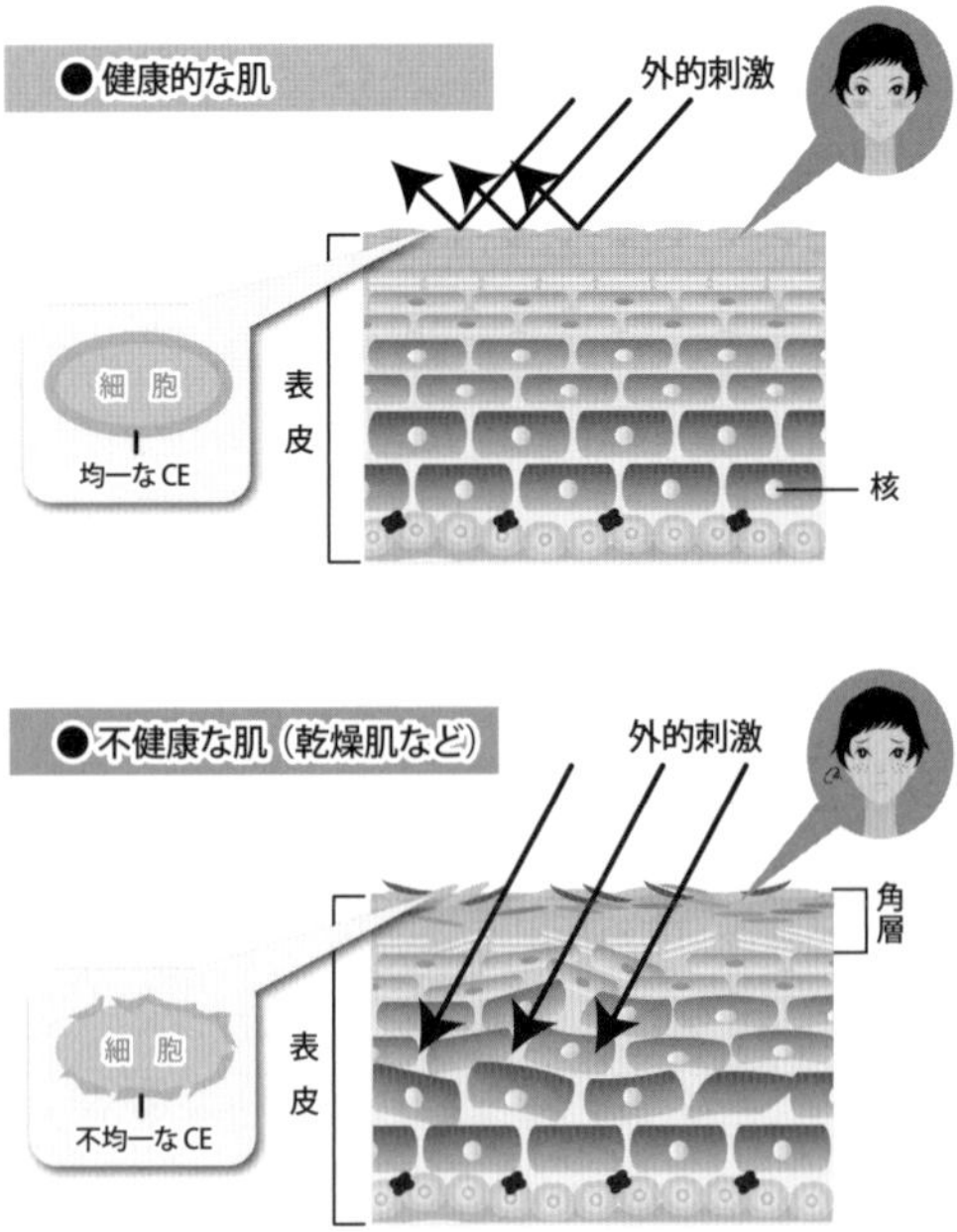

表皮に到達している細胞が多いため、バリア機能が低下します。バリア機能が働かない状態のため水分が蒸発し、乾燥が進み、外部からの刺激もダイレクトに、しかも角層の下部分にまで深く影響を受けやすくなります。これがＣＥが未成熟な肌によるトラブルです。いくら細胞の中に、保湿成分等が入っていても外側の

袋がボロボロでは、保湿成分もダダ漏れ状態になってしまうのです。

ですから健康な肌を作るには、CEという細胞を包む袋を正常な状態で表皮に押し上げていくこと、つまりCEという細胞を包む袋を成熟させながら表皮に到達させることが大事なのです。

このようなCEが未成熟な肌に、有機ゲルマニウムを塗布すると、CEの形成に必要な酵素である「トランスグルタミナーゼ」や、CEを形作るタンパク質である「インボルクリン」の形成量が増えます。そのため、CEの形成が活性化し、保湿やバリア機能をもたらすのです。この作用から有機ゲルマニウムの塗布は、健康な肌の形成と保持に役立ち、アトピー肌や、敏感肌のようなバリア機能が低下した肌にも有効といえます。

肌の保湿効果と有機ゲルマニウム

美肌は女性にとってかけがえのないものです。その美肌を得るために必要なことの一つとして、「うるおいのある肌」つまり保湿効果のある肌づくりが必要です。

ここにひとつ、とある研究結果があります。有機ゲルマニウムを配合した化粧品によって、臨床試験を試みたというものです。

内容は次のとおりです。有機ゲルマニウム1%配合のGMローションと、有機ゲルマニウム未配合のローションを、40歳代前半の女性被験者を対象とし、顔など、肌の状態が目立ち、かつはっきりと肌状況がわかる各部位に塗布するというものです。そして保水される角層水分量を測定しました。その結果と効果については、次の図によって示されています。

実験結果は、有機ゲルマニウム配合のGMローションが角層水分量を増やすことで次のような効果が期待できることを示しています。

- 頬部：美肌、健康肌の基本となる、うるおい肌に
- 目尻部：加齢肌を防止
- 前腕屈側部：臨床効果を明確に示唆

図が示すとおり、GMローション塗布後は、有機ゲルマニウム未配合の化粧水

ローションと比較して、頬部、目尻部、前腕屈側部ともに、1週間後には如実といっていいほど、保水の効果が現れています。

この結果から、有機ゲルマニウムには、高い保湿効果が期待できることが分かりました。このような結果になった要因はなんでしょうか。後に触れる細胞間脂質にある「セラミド」という親水性の物質の減少の抑制に、有機ゲルマニウムが役立ったからであると考えられています。

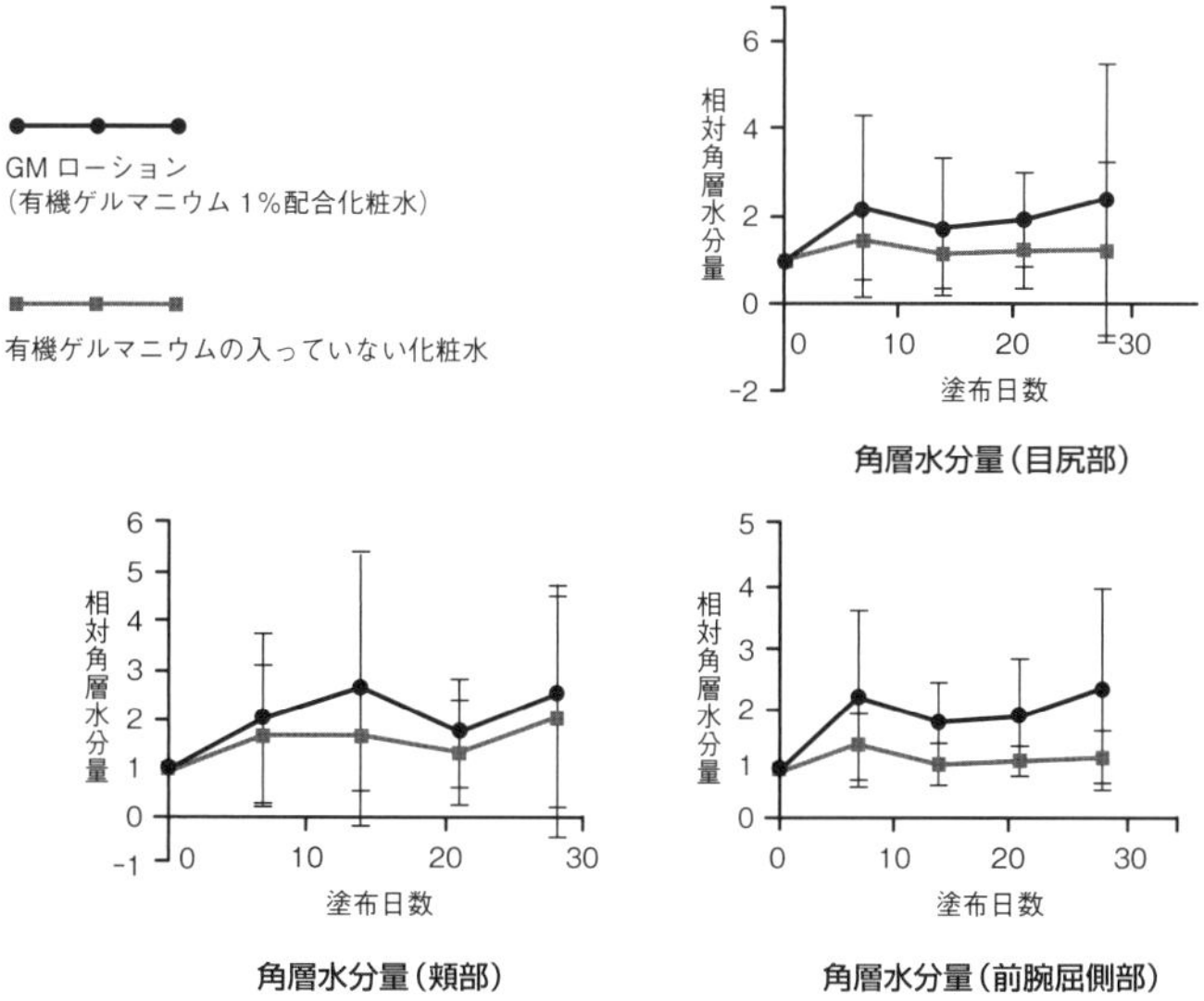

千葉科学大学　坂本一民 他　参照して作成

セミラドとは、細胞間脂質で水分が蒸発しないように水を抱え込むことで、肌のうるおいを守るとされている物質です。

皮膚トラブルと有機ゲルマニウム

有機ゲルマニウムには皮膚の保湿効果があることがみられましたが、明確な皮膚トラブルの自覚症状がある場合にも、有機ゲルマニウムの保湿効果は認められるものなのでしょうか。

もし、皮膚トラブルにも効果があるとすると、多くの女性にとっては朗報です。鏡に映って見えるようなお肌のトラブルは、何よりも喫緊の課題ですからね……。

20名の女性被験者に協力してもらい行った、有機ゲルマニウムの保湿効果の臨床試験の結果があります。この臨床試験では、被験者を次の4組に分けています。

①ドライスキン、ニキビなどの皮膚トラブルを持つ4名
②肌に乾燥があると申告した13名
③痒みがあると申告した2名

④皮膚トラブルの自覚症状のない被験者1名
この4組をさらに、次の2組に分けました。
A　有機ゲルマニウムを配合した試験品群
B　効果のないプラセボ群（偽薬）
そのうえで各組それぞれにおける、角層の水分量を比較しました。

臨床試験結果は次のとおりになりました。
・皮膚トラブルの自覚症状の有無に関わりなく、角層水分量が顕著に向上した
・プラセボ群よりも、試験品群のほうが、角層水分量が向上した
この臨床試験結果から、有機ゲルマニウムが、保湿効果を持つことが実証されたのです。
肌の保湿効果は、カサカサ肌となる乾燥を防止する

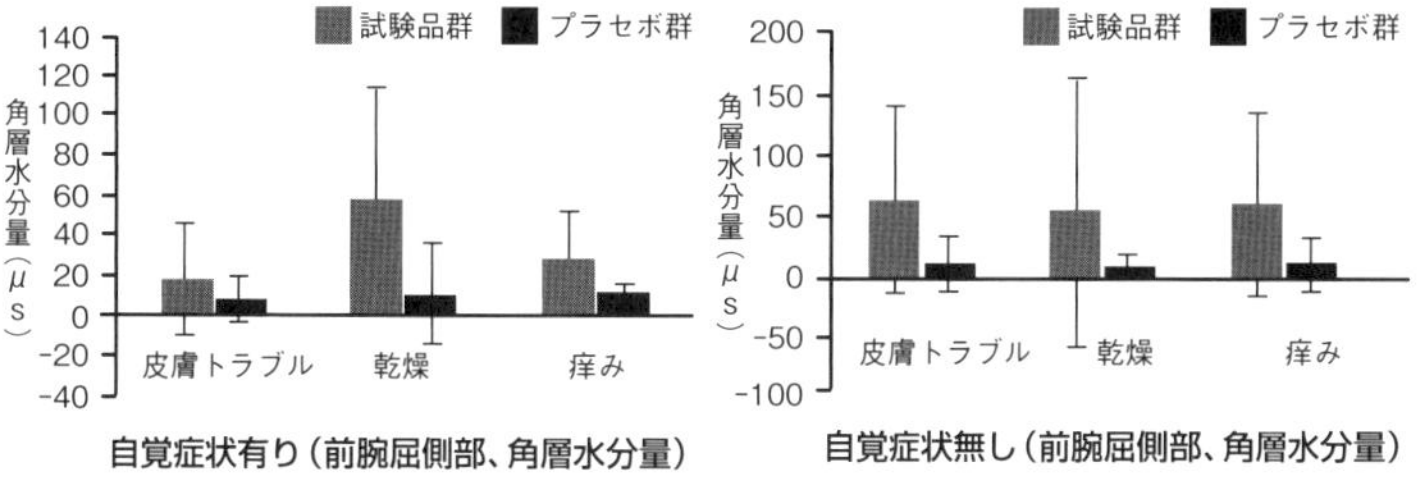

千葉科学大学　坂本一民 他　参照して作成

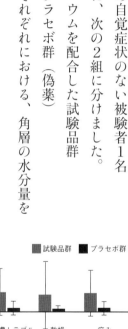

ことを意味しますが、有機ゲルマニウムの効能は、体内の抗酸化や抗糖化だけではなく、美肌にとっても大事なものといえます。（出典：千葉科学大学　坂本一民他）

うるおい肌や老化と有機ゲルマニウム

有機ゲルマニウムを化粧品に配合する時には、薬機法（旧・薬事法）によりその製品の表示名称と成分表示が必要になります。「どんな成分が配合されているか」を明確にすることが定められているのです。ちなみに有機ゲルマニウムが使われる際には「レパゲルマニウム」という名称が使われています。有機ゲルマニウムとレパゲルマニウムは同じものなのです。このレパゲルマニウムが、

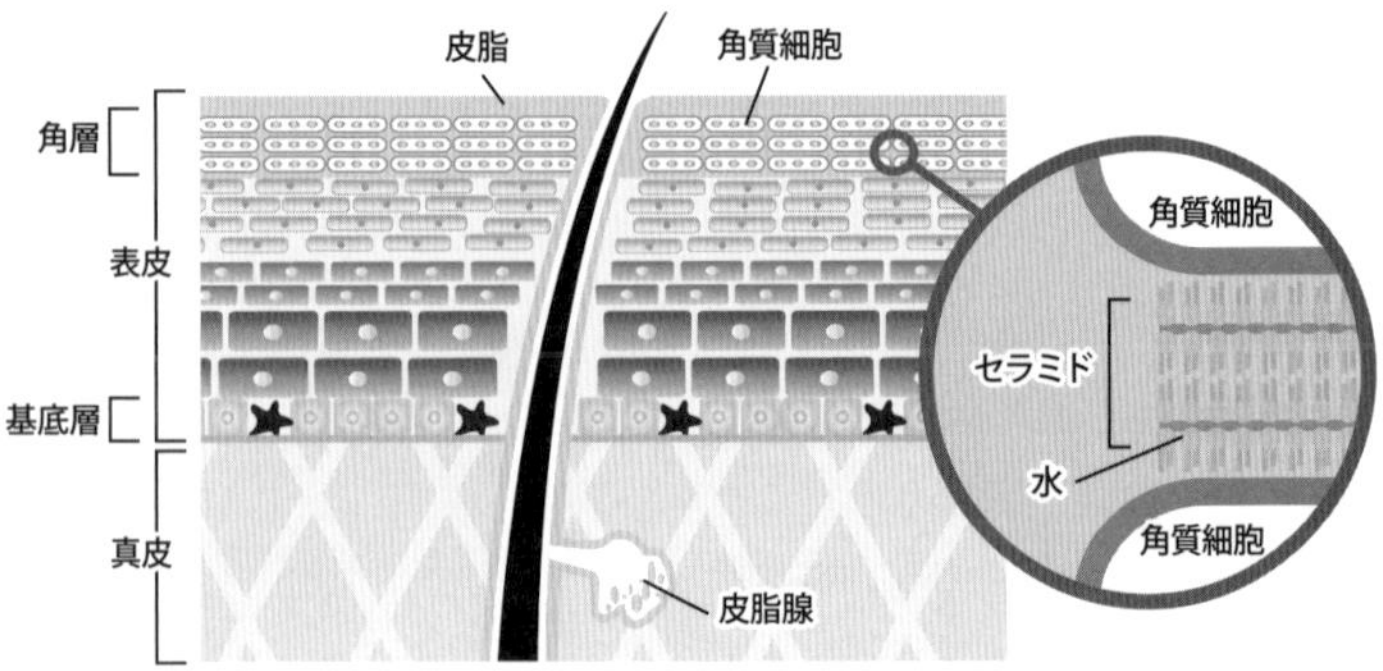

「うるおい肌」になるために、とても役立っています。

私たちの皮膚は、角質細胞が層をなしています。先に述べたとおり、この角質層と角質層の間には、親水性の性質を持つ細胞間脂質の「セラミド」という物質が存在します。このセラミドは、水分が蒸発しないように水を抱え込む役割を担っており、「肌のうるおい」を守ってくれている大切な成分でもあります。このセラミドと水のラメラ構造がCEという袋で包まれているのが私たちの肌細胞です。

しかし、加齢やアトピー皮膚炎や、さまざまな外的要因（手入れのし過ぎ等）により、セラミドの量が少なくなると、皮膚は乾燥しやすくなり、老化が進行します。

女性も40歳代になると、顔はもちろん、年齢が出やすいデコルテや手などにも老化の初期症状が出やすくなります。50代になると、肌のセラミド

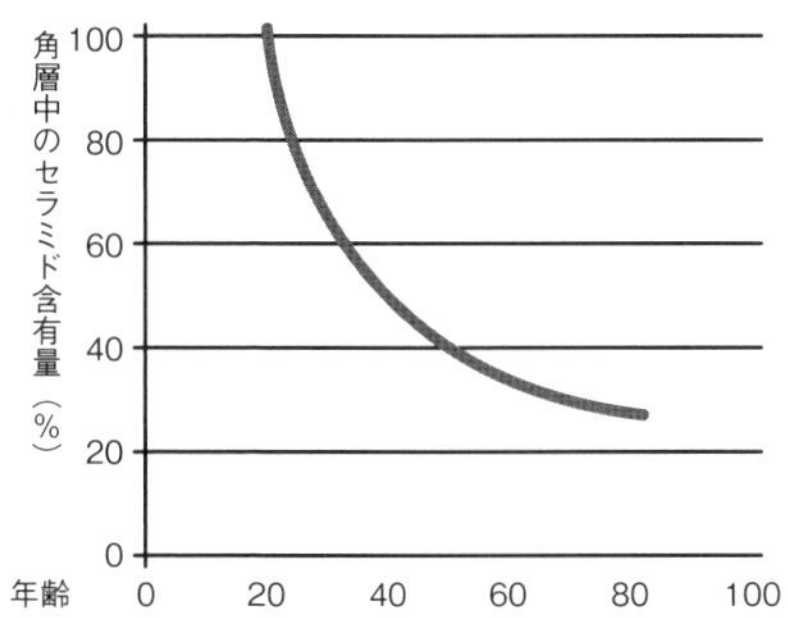

量は20代の約半量になってしまうのが現実です。

このセラミド量低下の抑制に有機ゲルマニウムが有効であることが実証されています。

そのメカニズムについて、次に説明していきます。

セラミドの低下を抑制する有機ゲルマニウム

細胞間脂質は、セラミドがその約50%を占めているといわれます。

例えばアトピー性皮膚炎に疾患している人の皮膚は、健常者の皮膚に比較すると、症状が出ている皮疹部のみならず、アトピー性皮膚炎を起こしていない部分の皮膚においても、角質重量当たりのセラミド量が有意に低下しているという研究結果があるから驚きです。そのため、抗原や黄色ブドウ球菌などの病原体に対して、強いアレルギー反応を示し、炎症を起こします。

アトピー性皮膚炎では免疫や炎症に関係する細胞から分泌されるインターロイ

キン－4（IL－4）というタンパク質が多くあり、そのためにセラミドの合成が抑制されています。そのため皮膚が持つバリア機能が破壊されてしまい、刺激に弱い荒れ肌になっています。

そこで、有機ゲルマニウムのレパゲルマニウムを投与すると、このインターロイキン－4（IL－4）が抑えられることでセラミド量の減少が抑制され、抗原や病原体からの害を少なくできます。すなわち、レパゲルマニウムが、皮膚が持つバリア機能の働きを正常にすることによって荒れ肌を防ぎ美肌を保つのです。

4 皮膚からの吸収

身近で感じられる有機ゲルマの肌への浸透

ここまで、有機ゲルマニウムの特性や、期待されている効能について説明してきました。抗酸化作用、抗糖化作用、血流促進、保湿効果など、女性の悩み解決の一助になることが示されています。

有機ゲルマニウムは、主に健康食品として経口摂取される場合が主ですが、全身の皮膚で吸収する方法も有効なのです。いわゆる「経皮吸収」という方法です。

もうお気付きの人もいるかもしれません。例えば、温泉で有機ゲルマニウムを含んだ泉質でなじみがある方も多いと思います。

先に触れたフランスの「ルルドの泉」のエピソードです。この泉に併設されている病院では、有機ゲルマニウムを多く含む泉の水を、飲用と併用して入浴を勧めています。

まず飲用が勧められている理由としては、細胞内の活性酸素を消去するという効能が期待されているからです。体内（の細胞）の老化を原因として現れる、皮膚面の症状を治癒する目的として飲用されています。入浴が勧められている理由としては、おわかりだと思いますが、ゲルマ温浴により「皮膚の表面そのものが原因となって現れる症状」を治癒するという目的によります。体の中と外から、健康にアプローチするわけです。

日本では「飲用」はあまり見られませんが、温泉の「温浴効果」が多くの人たちに認知されていることからも、想像しやすいと思います。また、温泉が多い日本では泉質にゲルマニウムを含有するところも少なくなく、なかでも和歌山県の雲取温泉や秋田県の志張温泉元湯では「ゲルマニウム浴」ができます。

とくに、日本では古来から「湯治」が民間でも浸透していました。これらはルルドの泉の効能と同様の効果をもたらしていて、人々が自然とその恩恵を受けていたのかもしれません。

飲用などの経口摂取と、経皮吸収では、その吸収率において大いに違いをもたらすこともあるようです。

経皮吸収では、毛穴や汗孔を経由する経路と、角質層を経由する経路の、ざっくりと分けて2つのルートがあり、そのおかげで吸収率が高まっていると考えられています。また、全身、温泉に浸かっていると顔と頭以外の本当に体全体で吸収することになるので、体の隅々にまでくまなく行き渡るのです。

皮膚から吸収する、そのメカニズムについて少し具体的にみていきましょう。

有機ゲルマニウム経皮吸収のメカニズム

経皮吸収の経路では、前述のとおり2通りの方法があります。

一つは、「経付属器官経路」といい、毛穴や汗孔を経由する経路です。もう一つは、「経表皮経路」といい、表皮の角質層を経由する経路です。

この2つの吸収経路では、経付属器官経路（毛穴の経由）のほうが吸収率は良いとされます。一方で全体の面積において、角質層の面積と毛穴の面積を比較してみると、圧倒的に経表皮経路（角質層の経由）のほうが広いため、その吸収量に違いがでてきます。

ちなみに、私たちの身体では経表皮経路による吸収が主になされているようです。つまり、浴槽に有機ゲルマニウムを入れた入浴法などのケースでは、全身の皮膚表面の角質層から有機ゲルマニウムが経皮吸収されるため、速やかに全身に

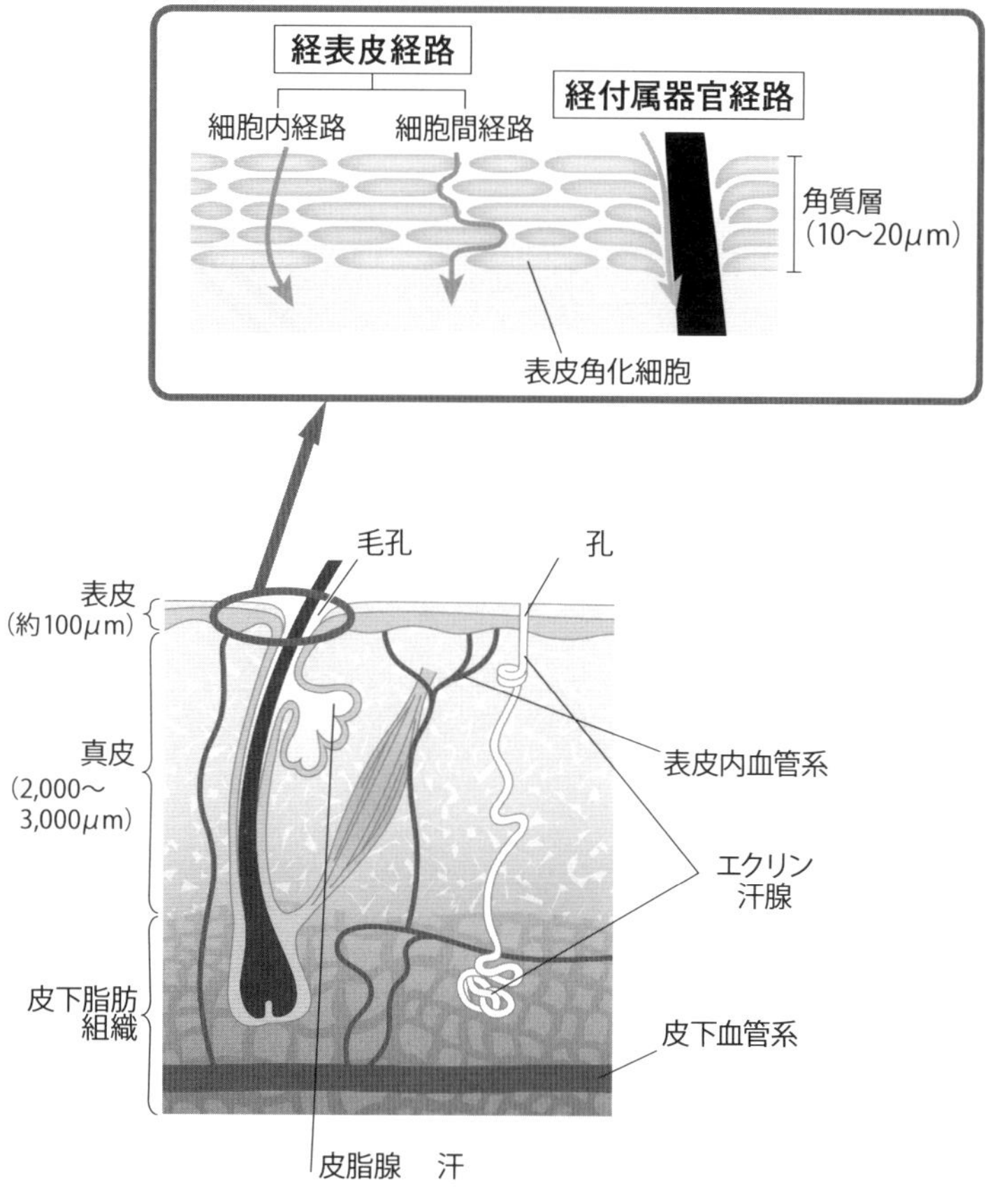

経表皮経路と経付属器官経路

有機ゲルマニウムの効果を取り入れやすくなるということです。

皮膚における吸収されやすい薬剤について

経皮吸収について、少し詳しくみてみましょう。薬を例にしてみるとわかりやすいです。

皮膚のトラブルに対して、さまざまな皮膚外用剤があります。ドラッグストアで気軽に購入できるものもあれば、病院やクリニックで処方される医薬品など、多くのものが存在します。吸収しやすいかどうかは、その薬の作用に大きな影響を与えます。

そのためどんな薬剤も、主薬（主に作用する成分）は分子量（成分の大きさ）の小さなものがよく使われています。分子量は小さければ小さいほど、経表皮経路で浸透しやすいという特性があるからです。

有機ゲルマニウムの分子量は339・17で、比較的小さいといわれています。例えばお肌の薬や化粧品に多く使用されているグリセリンは92・09382です。

さらに小さな物質もあります。一般的には、分子量500くらいまでは、皮膚から吸収されやすいといわれています。

豆知識ですが、経皮吸収を促進させる方法として、「閉鎖密封法」が良いとされます。その方法は皮膚をラップなどで覆うことで、薬の吸収が促進されるというものです。

有機ゲルマニウムを経皮吸収することによるその他のメリット

有機ゲルマニウムを経皮吸収することによるメリットをまとめてみました。

- 温浴などで、体温上昇により皮膚からの吸収が増し、代謝を高める
- 単純水と有機ゲルマニウム含有のお湯を比較すると、有機ゲルマニウムの湯では、発汗量とお湯から出た後の体温が下がりにくいという研究結果もある
- 有機ゲルマニウムは、微量の飲用でも効果がありますが、経皮吸収では全身で吸収面積も広く、また、毛細血管を通って全身に行き渡る

・継続してゲルマ温浴をすることで、飲用と同じ効果を得られる可能性が高いと考えられる

このように、有機ゲルマニウムの経皮吸収は、多くの効能が認められます。ゲルマ温浴によって、全身で綺麗になり、そして健康を実現することが期待できるのです。

5 スペシャルコンテンツ

著者×ジャパン・アルジェ(株)代表取締役　原格氏　対談

本書の執筆に際して全面的に取材協力をいただいたジャパン・アルジェ株式会社。こちらは「有機ゲルマニウム」の製法特許を持ち、なおかつ製造の許可を厚生労働省に届け出ている会社さんです。簡単に紹介させていただきます。

本社は東京都品川区に置いて、横浜市の横浜工場、山梨県内の2つの工場、沖縄県久米島の久米島工場があり、健康食品や、温浴に使用する「合成有機ゲルマ

ニウム」、藍藻の「スピルリナ」、天然の青色素「スピルリナ青」を製造していま す。(2019年現在)

近年、健康食品の「有機ゲルマニウム」が注目されていますが、なかでも心身に不調をきたしやすい世代とされる40歳代の女性には、有機ゲルマニウムはとりわけ人気が高いといわれています。

今回、取材の過程で同社代表取締役の原 格社長に、「なぜ、40歳代女性に好評なのか」を、直接インタビュー取材することが叶いました。有機ゲルマニウムが持つ特異性や、実際に使用された方々の反応、今後の可能性について伺いました。

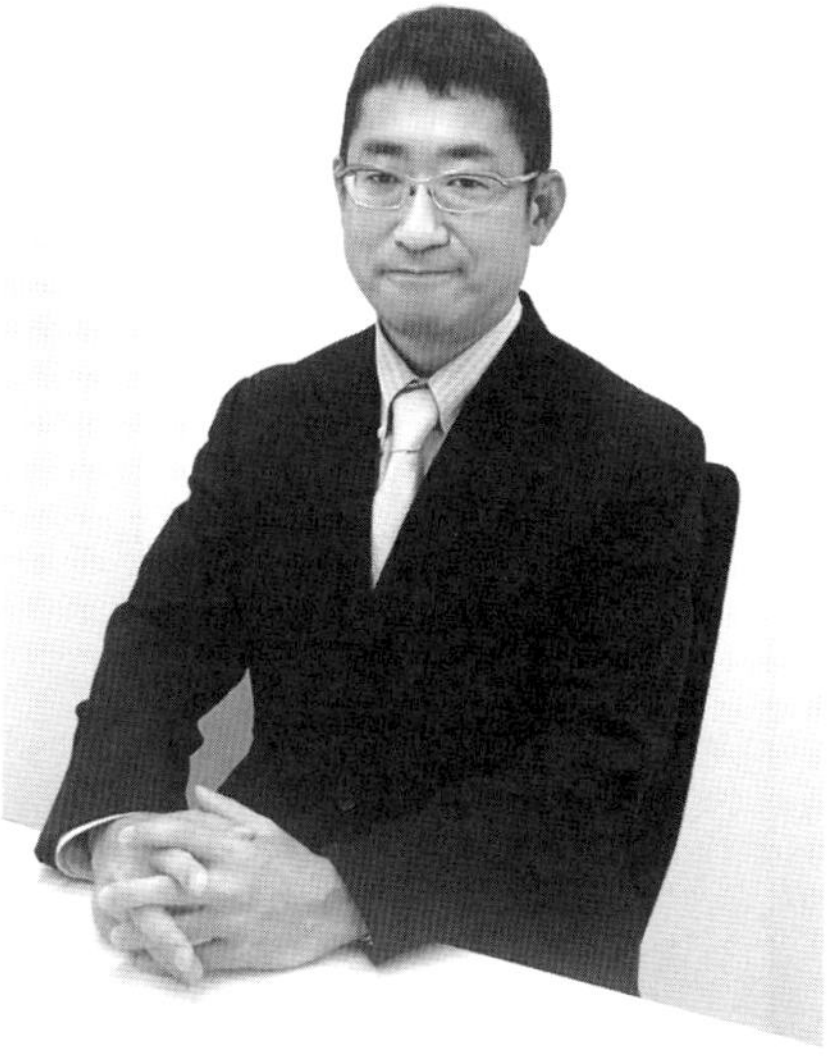

取材を引き受けていただいたジャパン・アルジェ株式会社　代表取締役　原 格社長

40歳代女性に特に手に取られる理由

田中

改めてのお伺いになりますが、「有機ゲルマニウム」が、40歳代の女性に人気が高いのはなぜなのでしょうか?

原氏

当社の「有機ゲルマニウム」の購買者層は以前から女性が中心でしたが、ここのところ40歳代女性が突出してきていることは、データからも読みとれています。その40歳代の女性に有機ゲルマが好評なのは、いわゆる「ゆらぎ期」という若さと老化の端境期にあたる年代ということが関係していると考えます。

有機ゲルマのさまざまな良さを日常生活の中で実感できる方が多く、その方たちの口コミなどをみた方が興味をもって有機ゲルマを手にしてくださり、また良い体感を得ているということだと思います。例えば有機ゲルマで強い冷え症が改善するだけでも、体の調子は一変しますし、それを毎日、続けていると、肌艶が良くなって、周囲から褒められるケースも多々でてきます。

40歳代はまだまだ若いといえる年齢ですが、体の中では確実に、老化の兆しが出始め、それを自覚しているのは本人のみ、という時期です。病院にいくほどの深刻さではないが、不調であることは確かであり、その不調は肌や、髪、爪などの外観に現れ始め、これから本格的な老いと向き合い始めるという転換期にある年代ということが、本当に役に立つサプリ探しに繋がり、調べて、調べて、調べぬいて、口コミをみて弊社の有機ゲルマニウムにたどり着くという、そんな方が増えているのだと思います。

田中

医療に携わっている人や、私のような専業ライターは「有機ゲルマニウム」の凄さはいち早く耳にしていましたが、どんどん一般の人に広まっているようですね。

原氏

もっと多くの方に知ってもらいたいと思っています。

ただその効能やメカニズムについて詳しいことを説明しようとすると、途端に専門的で難しい話になってしまいます。有機ゲルマニウムは化学合成品ですから、この点に不安を覚える方もいます。しかし化学品であっても安全であること、そして、化学品であるからこそ安全であるということを知ってほしいと思っていたことが、今回、全面的な取材協力とインタビューを受けた理由でもあります。

なぜ、有機ゲルマニウムが広まっているのか

田中
購入される方は、どのようなきっかけで「有機ゲルマニウム」を知るのでしょうか?

原氏
一番は口コミなどの「使用した人の生の声」が大きいようです。
今の時代、TVコマーシャルを大々的に打ったりしても消費者の人たちの目は肥えていて、SNSや口コミサイトで調べて「自分に合っているのか」「本当に自分が抱える悩みを解消してくれる商品なのか」を判断する方が多いです。そん

なネット検索を続けているうちに、巡り巡って「有機ゲルマニウム」という名を目にし、その口コミの凄さに驚き、また同時に疑いも抱かれるようです。が、やはり長く飲んでいる人の生の声、体感というのは、人の心を強く揺さぶるようで、それがきっかけとなって、弊社にさまざまな問い合わせを入れてくださるという方が年々増えています。

特に有機ゲルマニウムはＮＫ（ナチュラルキラー）細胞の活性化、免疫力アップ、血流改善などの臨床実験結果があるため、主に病気のケアを目的として飲んでいる人の声が多いのですが、最近はそこに美容、エイジケア効果が得られているという声が加わりだしたような感じで、この点での問い合わせも増えています。

田中　とくに健康や美容に関わるものは「どんなに良い成分か」も重要ですが、実際に使った人の感想は大変参考になります。

原氏　今はどんなプロダクトも拡散するのは早いですが、消えてゆくのも早い。本当に良い商品しか残らない時代ともいえます。そんな中で約40年にわたり選ばれ、高い評価をいただいているのは、とても喜ばしいことです。

女性の悩みは数多くある

田中

40歳代以降の女性の購入者層が増えているということですが、どのようなお悩みを抱えている方が多いのでしょうか？

原氏

みなさんそれぞれ抱える悩みが違うように、当然ながら健康や美容の悩みもそれぞれ違います。40歳代の女性の多くは、体調不良、肌荒れ、シミ、シワ、白髪などに悩みを持っている方が多いようです。有機ゲルマニウムにたどり着く方の多くは、美容や健康に関心が高く、中には通院が必要な方や、すでに通院している方、美容外科等の施術を受けている方、またこれから施術を受けようかと検討している方もいらっしゃいます。最近の傾向としては、従来からの重病な方よりも、もっとこの先の人生をキレイで健康に過ごしていきたいと前向きな考えを持っている方が増えているように感じています。

田中

データがあるわけではありませんが、男性に比べると女性はとくに身体の不調やお悩みの種類が多岐にわたる印象です。

原氏

そうですね。特に有機ゲルマニウムに関心を抱く女性は、美に対する向上心が高く、本当に良いものを探している本物志向の方が多いような印象です。

また長く原因不明の不調で困っている方も、探して、探して、有機ゲルマニウムにたどり着き、さまざまな情報を調べてから弊社に問い合わせを入れてくださる方が多いのです。男性ではそのような方は稀であり、通院していても良くならないので、さまざまな療法を試し、その過程の中で有機ゲルマニウムの存在を聞き、まずは製造メーカーに問い合わせてみようと連絡をくださるという流れのようです。やはり女性のほうが熱心に体のことを捉えているのだろうなという違いを感じております。しかし探して、探してたどり着くという過程は同じですね。

田中

やはり自分の身体の悩みは、大きなストレスになるものです。どこかが痛い、調子が悪いといったはっきりとしたものから、「今日の自分、疲れている顔をしてる」「肌荒れがなかなか治らないな」といったぼんやりとしたものまで、気になってしまうと心も晴れません。

原氏

原因や症状はさまざまであっても、健康も、美も、改善の根本は同じと考えています。どんな人でも、どんな状態であっても、その人自身の生命力を強化することで不調は克服できるものだと。この点を強力にサポートできるのが有機ゲルマニウムの凄さの本質だと思っています。

田中

私も、より多くの人に知ってもらいたいと思って本書の執筆を決意しました。

原氏

購入された方にアンケートをとってみると、「お悩み解決の最終手段」として選んでいるのではなく「現状よりもさらに良くなりたい、綺麗になりたい、若くありたい」という意識を持っている方が多いのです。いわゆる健康や美容、エイジケアに関して意識が高い方たちです。そんな方々に効果を実感してもらっているのだと思っています。

また、創業当時から、重い病気を抱えている方が改善の一つの手段として有機ゲルマニウムを選んでくださっています。単に美容やエイジケアに良いだけでなく、健康を取り戻して、より豊かな人生を進んでいくという大きな役割も担っているのが有機ゲルマニウムだと思っております。

有機ゲルマニウムの歴史

田中　1967年に、初めてゲルマニウム有機化合物が合成されてから、すでに50年以上経ちますね。この間の歴史について、改めてお聞きしたいと思います。

原氏　浅井博士が有機ゲルマニウムの合成に成功されて、「アサイゲルマニウム」と命名されました。ですが実は当社もほぼ同時期に合成に成功していたのです。

田中

ほぼ同時期とは、驚きました。ドイツやアメリカでも有機化の技術開発がなされていると聞いていましたが、日本で、しかも同時期に有機化が完成したとは、素晴らしいことです。そうすると有機ゲルマニウムは日本発祥のサプリということですね。

「アサイゲルマニウム」との違いはあるのでしょうか？

原氏

あちらは有機化完成当初から病気に対する効果を示すための治験を主に行っていました。そして医療関係者のなかでも知られるようになり、それが第一人者として認識されるようになった理由なのだと思います。

一方当社では当初からゲルマ温浴や、バッテリー強化液、サプリメントとしての利用などといった、より日常的な用途に目をつけていました。

田中

成分の違いなどはあるのでしょうか。

原氏

弊社の有機ゲルマニウムGe－132Pと、アサイゲルマニウムとは構造式は同じですが（CH2CH2COOH）2O3、弊社はアサイゲルマニウムとは違う製法により、（CH2CH2COOH）2O3この構造式の有機ゲルマニウムを製造しています。有機ゲルマニウムは化学合成品ですから、製造方法が違っていても、最終的に同じ構造式になれば同一品です。

わかりやすい例でいえば、合成のビタミンCであるアスコルビン酸です。アスコルビン酸にもさまざまな製造方法がありますが、最終的にC6H8O6になっていればビタミンCサプリとして使用できます。それと同じことです。

弊社はこの有機ゲルマニウム（CH2CH2COOH）2O3の製法特許を取得したわけですが、その当時はゲルマ温浴や、バッテリー強化液としての需要も多くありましたので、製造方法が確立してからの数年間は、サプリメントとしての販売よりも、温浴利用や、カー用品店への納品のほうがメインでした。しかし、この頃、聖路加病院の故・日野原重明先生が、健康診断による予防医学を推進している時期でもありましたので、弊社もサプリメントとしての販売網を強化していくことを目指し、今日に至ります。

広まってきているのに認知度は低い？

田中

「有機ゲルマニウム」は医療業界に携わる方や、一般の意識が高い方たちに注目されていますが、市販されている健康食品やサプリメントと比較すると、まだ認知度は高くないといった印象を受けます。

原氏

確かにその通りです。よく耳にするようなサプリメントや、大々的にＴＶコマーシャルをしているような商品に比べると、まだまだ知られていないサプリメントであるといえます。それにはいくつか理由があります。

まずひとつ、製造している会社が少ないことです。

田中

たしかにそうですね。青汁などの健康食品や、コンビニでも売っているサプリメントと比べると、作っている会社は少ないようです。

原氏

なぜ少ないのかというと、安全性が確認できている有機ゲルマニウムを作るのは簡単ではないからです。いくつもの工程を経なければ有機化することはできませんし、一つでもミスがあれば、構造式の違う有機ゲルマニウムになってしまうのです。この点が大変に難しく、コストが高くなる点ですから、参入する企業が少ないのだと思います。専用の設備工場を持ち、専門知識を持ったスタッフを揃え、販売ルートを整えるのは並大抵ではありませんでしたし、今も難問が山積しています。しかし中小企業だからこそきめ細かく、スピーディーに動ける面もあります。今は自社工場を持たないサプリメント会社が多いのですが、それらの会社の商品は、いずれも大規模な製造受託工場で作られています。自社工場を持たない会社は、製造だけをこのような製造のみを請け負う会社に委託して作らせています。ですからサプリメントの多くは、パッケージが違っているだけで中身はほとんど同じという商品が多いのです。それらがさまざまな宣伝媒体を使い、全国の流通網に乗っています。しかし有機ゲルマニウムは、そのような大規模なサプリメント受託製造専門の工場ではとても作れないデリケートなものですから、製造メーカーが少数なのだと思います。

「有機」の言葉が意味するもの

原氏

有機ゲルマニウムが一般に広く知られていないもう一つの理由としては、「有機ゲルマニウム」という言葉がわかりにくいということがあると思います。

田中

言葉の意味、ですか?

原氏

弊社の商品を届けていきたい一般の方からは、「ゲルマニウムってあの金属の?」というお声をいただくことも少なくありません。また「有機」と聞くと、有機JASのような農産物のような食材と思う人もいます。それも当然のことだと思っています。

田中
私も今回、取材をして詳しく知るまでは金属の一種と考えていました。ですが調べるほど、歴史的にも成分的にも私たち人間に非常に有効な成分であることがわかり、驚いたというのが正直なところです。

食でつくる日本の健康

田中
「有機ゲルマニウム」の効能について、たくさんの研究を始め、日夜多くの臨床試験、治験が行われています。
そのなかでも怪我や病気症状に対して、有機ゲルマニウムが効果を発揮したと考えられるものがずいぶんと見受けられますが、そのことについて、どのようにお考えですか。

原氏
「有機ゲルマニウム」については、開発からすでに半世紀が経っています。その間、たくさんの病気や疾患に対して、有機ゲルマニウムによる効能や効果を発揮したと思われる結果も少なくありません。また最近では、アンチエイジングが注目されてきたこともあり、ここにさらなる可能性があると見ています。

田中　ジャパン・アルジェさんとしては、今後どのような取り組みを行っていくのでしょうか？

原氏　今後もこの体制で、サプリメントのほかにも化粧品や入浴剤の原料として製造し、直接一般のお客様への販売も行っていく予定です。多くの方が快適な健康生活を送ることができる、その力になっていきたいと考えています。

その中のひとつとして、例えば、当社には「スピルリナ」というタンパク質やビタミン、ミネラル他の栄養成分を豊富に、しかもバランスよく含む栄養補助食品があります。スピルリナは近年、スーパーフードの王様とも呼ばれるようになり、海外セレブの間でも人気の食品です。

有機ゲルマニウムには健康美容効果は高いのですが、残念ながら栄養はありません。健康と美容には、質の良い栄養を食品からバランスよく摂取し、吸収させることが基本ですから、いくら有機ゲルマニウムに素晴らしいエイジケア効果があっても、それだけでは不十分です。この栄養面を補えるのが、古来から食用として利用されている藻類のスピルリナなのです。

いずれの商品も約40年にわたり、本物を求める方に強く支持されてきた薬効高い食品ですから、弊社はこの二つの主力商品をメインに、これからも自社工場でしっかり製造管理を行い、安全な食品原料、化粧品原料を製造、提供し、地道ながらも確実に強く前に進んで参りたいと思っております。

田中　非常に貴重なお話をたくさん伺うことができました。医療ライターとしても、大変興味深いお話ばかりでした。「有機ゲルマニウム」は、まだまだいろんな可能性を秘めてそうですね。

本日はお忙しいところ、ありがとうございました。

Column

まだまだ力を秘めている!? 『有機ゲルマニウム』の可能性

「有機ゲルマニウム」は不調や疾病に対する、いわば予防的な作用や効能も期待されています。さまざまな研究では具体的な症例でその改善的示唆や緩和的な効果をもたらしている事実があります。

紹介する事例は多くのエビデンス（証拠）や治験から検証はされていますが、「有機ゲルマニウム」は医薬品ではなく、あくまで機能性食品としての「健康食品」であることは踏まえてください。

現在、「有機ゲルマニウム」は、生体との関連性や、不調、疾患等において、治験、臨床試験、マウス実験等で、その動態や改善、緩和等の効能が検証されています。40歳代女性を始めとして多くの人の役に立っている症例や事例が挙げられています。その一例をお伝えします。

・NK（ナチュラルキラー）細胞の活性作用：免疫系での機能

・マクロファージの活性作用：免疫での細胞強化
・原発性肺がんに対する治験：補助免疫化学療法の有用性
・婦人科領域における有機ゲルマニウムの治験：平均生存期間の延長治験
・発がん抑制作用：がん予防治験
・がん転移を抑えるマウス実験
・骨代謝の上昇化：骨粗鬆症に対する抑制効果
・白内障の発症を抑制：白内障の進展遅延効果治験
・肝炎に有効効果：B型肝炎治療薬の成分として使用されている有機ゲルマニウム
・アトピー性皮膚炎への効果：改善効果の治験
・リウマチへの効果：免疫力の上昇に伴うリウマチへの抑制効果の治験
・鎮痛効果：有機ゲルマニウムの消炎効果と治験

いかがでしょうか。繰り返すようですが「これらの疾患、症状に対して効果がある」とは決していえませんが、これらの治験や研究の結果が、健康に関するひとつのヒントになっているのだと思います。

第5章

いつまでも健康で美しくあるために

1

『健康寿命』という言葉の意味に注意

キーワードは「約12年」

最近、「健康寿命」という言葉がにわかに注目されるようになりました。

ご存知の方が多いかと思われますが、健康寿命とはどのような意味で使われているのか、簡単に説明しておきます。

平均寿命は「0歳児の平均余命（あと何年生きるか）」のことですが、健康寿命とは「日常生活に支障や制限がない期間」を意味します。2000年にWHO（世界保健機関）は、「平均寿命と健康寿命の差の年数をどのように過ごしたらいいのかを考えるべきだ」と提唱しました。

日本人の女性では、2016年の統計から、女性の平均寿命は87・14歳であり、一方の健康寿命は74・79歳です。［出典］厚生労働省「第11回健康日本21（第二

次）推進専門委員会資料」（平成30年3月）

この平均寿命と健康寿命の差、12・35年という期間を、自分の足でしっかりと歩き、自分の口で食事をして、自分の意思で物事を決定するために、いかに健康に過ごせるかを考えましょうということです。

どれほど長生きをしても、健康に過ごせなければクオリティ・オブ・ライフ（「生活の質」のこと。QOLと略すこともあります）は低くなります。

自分がやりたいことを、自分がやりたいときに、やりたいようにできる。これこそが私たちの幸せを定義するものなのだと、そう思います。そしてそれを支えるものが、日々の健康や美容でもあります。

なにを幸せとするかはその人によって違うのは当然のことですが、自分がやりたい道を選ぶ。これが幸せの根本にあるはずです。そしてそのためには、なによりも「健康であること」これが重要なのです。

人生100年時代といわれますが、考えてみれば、いま40歳でも100歳まであと60年もあります。それまでの人生より長い時間が、これから先も待ち受けているのです。

正しい情報を掴むために

本書では「有機ゲルマニウム」を中心に取り上げてはきましたが、大元のテーマにあるのは「健康を作り上げて、そして維持する方法」についてです。

とにかく正しい情報を掴み、自分自身に合った健康法を実践してもらいたいものですが、今はいろんなサービスや商品が多すぎる時代です。

また現在は、食品の質も低下しています。農薬、遺伝子組み換え食品、食品添加物、不自然な畜産法や、養殖魚の安全性の問題もありますが、マスコミはスポンサーの関係から正しい情報を発信できない状況になっています。さらにTPP等で絶対的に不利な条件を受け入れてしまっていますから、日本における食糧事情は年々悪化の一途です。このような時代に生きていくのですから、自ら情報を取りにいき、自身の健康は自身で掴んでいくことをしないと、健康も、美も、若さもあっという間に失ってしまうことになります。これからはより正しい情報を入手し、できる限り体に悪い食品を入れない工夫が必要です。

例えばサプリメントひとつをとってもそう。効果・効能、成分、飲み方から、金額や購入方法、メーカーなどさまざまあります。例えばビタミンCだけでいっても、ごまんと存在します。

普段飲用しているサプリメントがあるとして、販売会社はわかるとしても、そのサプリメントに含まれているのはどんな成分が、どれくらい入っていて、どんな会社が製造しているのかを、すぐに答えられる人は少ないと思います。

テレビコマーシャルを数多く行っていたり、耳馴染みのある会社が販売している製品であっても、製造は全く異なる会社がやっている、ということも少なくありません。商品に知名度があって、価格もそこそこ高いし、（高額なもののほうが、良さそうだという思い込み）皆が飲んでいるから大丈夫だろうというだけで、サプリメントを選んでしまう人は多いと思います。自身でその商品を調べ、納得して服用しているならばまだしも、「なんとなく知っているから、聞いたことがあるから」で選んでいては本当の健康、美容、アンチエイジング効果は得られにくいでしょう。

これはサプリメントに限った話ではありません。口に入れるものはとくに、何を選ぶのか、何を選ばないのかという意識を持つことで、5年後、10年後の体が変わるのです。

それはいうまでも無く、美容と健康作りへの着実な一歩といえます。

2 40歳代の過ごし方が後半の人生を左右する

健康な人はなぜ美しいのか？

本来、健康と美容は同じ意味であると、本書の冒頭で述べました。

美しい人は、やはり健康です。そして健康な方もやはり美しく輝いてみえます。

これは年齢や性別も関係なく、そんな印象を持ちます。活躍しているスポーツ選手やモデルさんなんかは、皆はつらつとしていますよね。

また、50歳代、60歳代、70歳代、80歳代それぞれの世代で輝いている人は、男女を問わず40歳代からしっかりコツコツと体を仕上げてきているものです。

住んでいる地域や環境は関係ありません。時間がない、お金がない、そんな言い訳も決して口にはしません。意識をどこに向けるのか。そしてどう考えて何を選ぶのか。つまるところ行動するか、それともしないかの二択です。

これが、年齢を「相棒」として人生を豊かに謳歌できる人と、できない人の差だと私は思っています。

これはなにも美容や健康に関することだけではありません。仕事だってそう。私生活だってそう。きっかけは意識という小さな差かもしれませんが、それが積み重なることによって、やがては取り戻せないくらい大きな差になるものです。

晩年に極上の人生を送れる人は、少なくとも40歳代からの、自分の老化を自覚し始める年代から、小さな努力を始め、続け、そして積み上げている人です。

その大切な時期に意識を高く持たず、流れに任せて生きているとどうなるか。

病院通いが趣味で、病気を加速させ、少ない年金の中から高額医療費を払い、生命をつなぐだけの人生になってしまうでしょう。極端に思うかもしれませんが、思い当たったりはしませんか。

笑顔で亡くなる人と、後悔を抱えて亡くなっていく人の差は、40歳代からの人生をどこに意識を向けていくかが大きな分かれ目だといっても、大げさではないのです。

とくに女性にとっては、お顔が整っているとか、スタイルがいいとか、オシャレとかに意識が向かいがちですが、そのような話でもありません。例えば目の奥に素敵な光が宿っていたり、表情がイキイキとしていたり、他人に優しかったり、活力に溢れていて他人を気遣えたり。そんな人が健康的で美しい女性といわれます。特に年齢が進むと、生まれ持った顔やスタイルは、どうがんばっても、劣化は100%避けられません。が、年齢を重ねるごとに輝いている人たちに共通しているのは、健康な体から発せられる人としての魅力です。これが美の根源だと思うのです。

なぜなのでしょうか?

いろんな考え、いろんな答えがありますが、やはり、体調が良かったり、悩み事が少ないと、まわりにも気遣えるようになり、それまで40年以上にわたり培ってきた本物の知識が、他人への思いやりや、優しさとしてにじみ出てくるからなのだと思います。健康も、美も、オシャレも、正しい知識があると、その知識を自身の体に応用して、実行、失敗、反省、再挑戦を繰り返し、年齢と共にその人らしさに成熟していきます。これが本当の意味での「健全な精神は健全な肉体に宿る」という言葉なのではないでしょうか。何事にも、健康が必要であり、基本だということですね。

「アンチエイジング」をテーマとして掲げて書いてきましたが、単なる表面的なものや外見だけではなく、身体の芯から美しく健康になること。これを追い求めていきたいものです。

健康づくりのポイント

その健康や美しさを作りあげることは、簡単ではないことを述べました。

その方法を本書では述べてきましたが、今一度、そのポイントになることを確認していただき、40歳代以降の過ごし方の参考にしてください。

・冷えは身体にとってよくない。

まず、身体の冷えにより、体温が下がると免疫系とエネルギー代謝に影響して、感染症や運動力を低下させるからです。（38ページ）

・体内の酸素不足が体調不良をもたらす。

酸素不足は、脳や内臓の働きを低下させ、スムーズな血液の流れを阻害することで、肩こりや冷え、体調不良に悩むことになります。（39ページ）

・身体の錆び（酸化）と焦げ（糖化）が重大な疾患を引き起こす。

身体の酸化は、活性酸素の過多が老化や、美肌障害などの美容面のトラブルを起こすだけではなく、生活習慣病を始めとした、数多くの疾患の原因にもなります。（48ページ）

また、身体の焦げとは、糖化のことで、「メイラード反応」とも呼ばれていますが、この糖化により、コラーゲンが壊れて美肌を損なうだけでなく、糖尿病や動脈硬化という恐ろしい疾患をもたらすこともあります。（50ページ）

そして本書のテーマでもある「有機ゲルマニウム」についても、ポイントをまとめてみました。

・血液を活性化させることで体内の酸素を増やす効果が期待できる。

「有機ゲルマニウム」は、活性酸素を適性に調整する作用を持ち、血流をよくし、細胞に栄養を運んで健康と美容を保ちます。（43ページ）

・抗酸化作用を持つため、酸化を防ぐ。

「有機ゲルマニウム」の最も効果的な機能は抗酸化です。酸化を防ぎ活性酸素を適正量にして、身体の健康と美容をもたらしています。（84ページ）

・糖化を防ぐ

「有機ゲルマニウム」は糖化抑制効果があります。（87ページ）

・自然界にもともと存在する成分であり、安全性もある。

「有機ゲルマニウム」は、霊芝や朝鮮人参などの多くの植物に多く含まれ、昔から重宝されてきました。また、抗酸化作用、抗糖化作用、血流促進化作用があることから、人の健康、美容のみならず、アンチエイジングにも役立っています。（92ページ）

それは、素早く水に溶けて長期蓄積の害がないことから、スペインの「ルルドの泉」や、富山県にある「穴の谷の霊水」、青森県にある「山吹のご神水」などで、健康にいい水として安全であることが認められています。（80ページ）

3 健康も美容も一日にしてならず

有機ゲルマニウムの可能性

「有機ゲルマニウム」を軸にして、さまざまな健康・美容を培い、維持する方法を伝えてきましたが、本書を書いていて、この「有機ゲルマニウム」は、まさに本物だと強く感じました。

さまざまな健康を増進・維持する方法の中でも、最も効果的といえるものが「有機ゲルマニウム」でした。有機ゲルマニウムには栄養は無いものの、血流促進、抗酸化、抗糖化など、現代人に必要な作用が短時間で得られます。その価値はその他の健康食品やサプリメントに比較しても、引けをとらないどころか超がつくほど一級品であるといっても、決して過言ではないものです。

はじめて「有機ゲルマニウム」について耳にしたのは、同業の医療ライターとともに、健康や医療の最新情報について世間話をしていたときでした。「ここのところ注目され始めている」と聞きましたが、正直にいって、そのときはあまり印象に残りませんでした。それまでにも、健康に寄与するものであるものとしてなんとなく名前は聞いたことがありましたが、そのときは健康食品であることすら知らなかったくらいです。

なぜあまり印象に残らなかったのかといえば、医療ライターとして、この手の話題を耳にする機会が非常に多くあるからです。はっきりいってそれらの中には効果の信じがたい、いわゆる〝まゆつば〟ものも少なくはありません。

しかしそれからしばらくの間、医療関係の執筆や取材を行うなかで、この「有機ゲルマニウム」について耳にする機会が増えてきました。そこで興味本位で調査を開始したところ、調べるほどに有益な情報と研究結果がたくさん出てきて、驚きました。さらにここではご紹介できないような驚くべき症例や、愛飲者の直筆の手紙、長く飲用している人たちの肌の輝きなどを目の当たりにして、「この素材こそ広く紹介したほうが良い」と強く思い上梓した次第です。

老化は避けようがない自然現象ですが、40歳代からのケア次第で後半の人生が大きく変わります。今まで培ってきたものを最大限にこれからの人生に活かすために、この時点で健康に必要なこと、美容の本質を知っていただき、さらに花開く時間を過ごしていただきたいと思っています。そのための武器になる最大サポート食品が有機ゲルマニウムであるのではないかと思います。

今日より若い日はない

本書では、「『加齢』は老化でなく『進化』である」と述べてきましたが、無防備でいては進化できません。何がよいのか、また悪いのかを知識の上から、そして自身の体を通した感覚とでつかみ取り、常に修復しながら老いを楽しむことが、進化ではないかと思います。人任せにせず、自身でしっかり良し悪しを判断しながら、加齢を進化に開進させていくために本書をお役立ていただきたいと願っています。

あなたの人生にはどんな方法が合っているのか、それを一番知っているのはあなたなのですから。

くれぐれも忘れないで欲しいのですが、何かサプリメントを飲み始めたり健康法を始めたとして、数日で劇的に健康になったり、美容効果が現れることなどはあり得ないと考えてください。何事もそうですが、着実な積み重ねを少しずつ、しっかりとした期間をかけて作り上げるものなのです。

そして、思い立ったら何かを始めなければ変わらないのも事実です。いくら意識を高めても、いくら情報をたくさん集めても、行動しなければ現実は変わりません。

迷ったときは、今日より若い日はないと思ってください。そうすれば「何か始めよう！」という気持ちになるものです。

「もう遅い」ではなく「始めるには今が一番早い！」

そう考えて、40歳代という二度とはこないこの素敵な時期を過ごしてください。

本書が読者の皆様にとって、幸せへと一歩踏み出すきっかけとなればこれ以上ない喜びです。

あなたにとって、幸せな日々がずっと続きますように。

参考文献・資料

『ゲルマニウム讃歌・ゲルマニウムとわが人生』　浅井一彦著　玄同社　１９９４
『ゲルマニウムと私』　浅井一彦著　玄同社　１９９４
『アサイ　ゲルマニウム・光』　紀野一義編　玄同社　２００１
『老化と活性酸素』　三石巌著　阿部出版　２０１７
『分子栄養学のすすめ』　三石巌著　阿部出版　２０１８
『女の老い・男の老い』　田中冨久子著　NHK出版　２０１１
『はじめての生理学・上（動物機能編）』　田中冨久子著　講談社　２０１６
『はじめての生理学・下（植物機能編）』　田中冨久子著　講談社　２０１６
『ゲルマニウム奇跡の〝医療ミネラル〟』　大形郁夫著　現代書林　２００３
『有機ゲルマニウムの科学』　石田名香雄　木村郁郎監修　東洋医学舎　２００１
『トコトンやさしい血液の本』　毛利博著　日刊工業新聞社　２００６
『NR・サプリメントアドバイザー必携』　一般社団法人　日本臨床栄養協会編　第一出版　２０１９
『「老けないカラダ」になる50の知恵～AGEを減らして10歳若返る！～』　山岸昌一、寺山イク子著　AGE測定推進協会監修　メディアソフト　２０１４
『老けない人は焼き餃子より水餃子を選ぶ――老化の原因は悪玉「AGE（エージーイー）」だった！』　山岸昌一著　主婦の友社　２０１３
ジャパン・アルジェ株式会社　提供資料
各種インターネットサイト

著者略歴

田中 匡 (たなか・まさる)

1947年、北海道函館市生まれ。専修大学法学部卒業。大学卒業後文科省関係、化学メーカーに勤務後、広告業界でコピーライター、ディレクターとして主にキャンペーン宣伝広告を手がける。その後、出版界に移り、大手総合出版社の編集者、医学雑誌の編集長を経て、医学・医療系のライターとして、『医療ミス・医療事故対処法』『体の謎がわかる本』『快眠と不眠のメカニズム』『最強の血統学(サラブレッド)』などの執筆や、理学系の『磁力の科学』『枕と寝具の科学』『大豆の科学』『もの忘れと記憶の科学』などを執筆。

本書の内容は健康の増進や病気の治療を保証するものではありません。
また、特定の企業の商品を推奨・非推奨する趣旨ではありません。
個人の判断で健康づくりに取り組んでいただくことを推奨いたします。

有機《ゆうき》ゲルマ・アンチエイジング

2020年2月28日　第1刷発行

著　者　田中 匡
発行人　久保田貴幸

発行元　株式会社 幻冬舎メディアコンサルティング
〒151-0051　東京都渋谷区千駄ヶ谷4-9-7
電話　03-5411-6440（編集）

発売元　株式会社 幻冬舎
〒151-0051　東京都渋谷区千駄ヶ谷4-9-7
電話　03-5411-6222（営業）

印刷・製本　シナジーコミュニケーションズ株式会社
装　丁　荒木香樹

検印廃止

Printed in Japan
ISBN 978-4-344-92746-9 C2047
幻冬舎メディアコンサルティングHP
http://www.gentosha-mc.com/